1日1杯で身体が整う
すごい健康出汁《だし》

【著者】
統合医療医 工藤孝文 Takafumi Kudo
消化器内科医 工藤あき Aki Kudo

徳間書店

はじめに

日本古来の出汁の力を活かした究極の健康法

「何とかして、もっと楽《らく》に肥満を解消できないものか」

これは、私が医師として、長年とり組んできたテーマです。

糖尿病内科医として務めた後、ダイエット外来を担当するようになった私は、やせるのに苦労する大勢の患者さんの姿を見てきたからです。

私自身も8年ほど前まで、忙しい生活のなかで、コンビニ弁当やスイーツを過食して肥満になっていましたから、患者さんたちの気持ちはよくわかります。

試行錯誤のなかで見えてきたのは、「○○は摂ってはいけない」と、禁止する食品を並べ立てるほど、ダイエットは苦しくなり、成功率も下がるということです。

逆に、「○○を積極的に摂ろう」というポジティブな方法にすると、成功率が高まりました。私自身も、おからヨーグルトなどを積極的に摂ることで肥満を解消できました。

しかし、おからなどで「おなかのかさ増し」をする方法は、ある程度はよいのですが、続けていると限界がきます。そのときにリバウンドしてしまう患者さんもいます。

そこで、さらに模索してたどり着いたのが、日本古来の出汁《だし》を活用する方法でした。

出汁を意識して持続的に摂っていると、それまで濃い味や高エネルギーの食べ物を好んでいた味覚がリセットされ、食欲がコントロールされます。詳しくは本文に書きましたが、出汁には、そういう働きを持つ多彩な成分が含まれているのです。

出汁を使ったダイエットを指導していると、この方法が、生活習慣病やさまざまな不快症状の改善にも効果的なことがわかってきました。

やせることで改善できる病気や症状は多いのですが、それとは別に、出汁の摂取が直接的に効いていると思われる事例が続出したのです。

こうした経緯で確立したのが、本書でご紹介する「健康出汁」です。

そして、私の健康出汁の1つの特徴は、たいへんおいしいことにもあります。

健康出汁を活用すれば、風味を楽しみながら摂取するうち、不健康だった味覚や代謝《たいしゃ》が正常化し、楽に病気や症状が予防・改善できるのです。

これぞ、我慢がいらない究極の健康法といってよいでしょう。

しかも、その効果は高く、考案した私自身が驚くほどです。「日本古来の出汁には、先人の知恵が生きている」と、改めて痛感しています。

本書との出合いをきっかけに、多くの方に私の健康出汁をお試しいただき、この驚きを共有できれば、考案者としてとてもうれしく思います。

２０２０年７月　医療法人　工藤内科　　工藤孝文

目次

第3章 「健康出汁」の作り方・摂り方

第4章 症状別「健康出汁」のアレンジ術

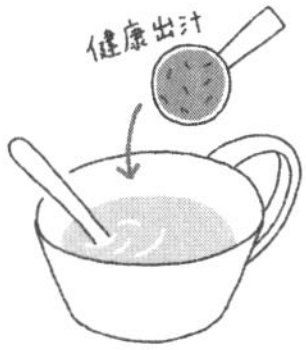

不快症状

心と脳の症状

カバーデザイン　若松　隆　　撮影　竹口　野
本文デザイン　LOVIN'Graphic　編集協力　松崎千佐登
イラスト　ササキサキコ　㈱風土文化社（大迫倫子）

第1章

免疫力を高める「健康出汁」とは

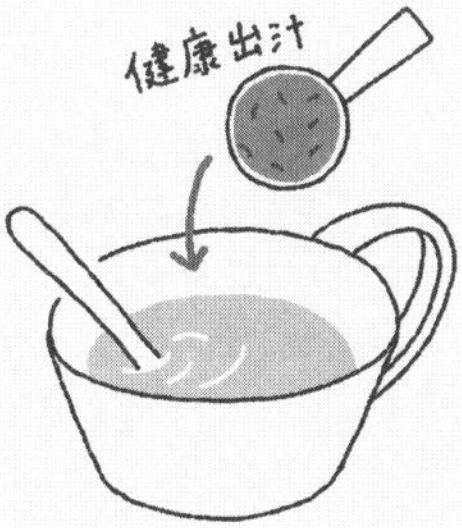

今、新しいウイルス感染症による脅威のなかで、体の免疫力を強くしたいと願う人は多いでしょう。健康出汁なら手間をかけずに、日々、その力を高められます。多くの生活習慣病や心身の不調の予防・改善にもおすすめです。

1日1杯の「健康出汁」でなぜ免疫が高まるのか

免疫力が低下しがちな現代人

「糖尿病や高血圧などの生活習慣病が心配」
「失敗続きのダイエット、今度こそ成功させたい」
「いつまでも元気で若々しくいたい」

性別や世代を問わず、多くの人が抱《いだ》く願いです。最近は、「感染症にかかりにくい体を作りたい」という思いを強くしている人も多いでしょう。

そんな声に応《こた》えるためのさまざまな健康情報や製品が、今の日本にはあふれていますす。しかし、「健康でいたい」という願いをかなえるために必要なことは、じつはいたってシンプル。**体を守る「免疫力」を維持・増強できれば、どんな状況でも、何歳になっても、元気で若々しくいられます。**

免疫力を、もう少し幅広く表現すると「自然治癒力《ちゆりょく》」です。

人間ならば誰でも、日々、不調に襲われたり、病気にかかったり、太り過ぎたり、やせ過ぎたりします。気持ちが落ち込んだり、イライラしたりすることもあるでしょう。

そういうことがあっても、**短期間で回復でき、少し長い目で見れば常にニュートラルな状態に戻せる力。それが免疫力であり、自然治癒力です。**健康を下支えする、地味だけれども最強の力といえます。

その免疫力が、現代人は低下しがちです。**食品添加物を多く含む加工食品や塩、砂糖、油脂の過剰摂取、ストレス、運動不足、休養不足などによって、本来持っている体の機能が働きにくくなっている**からです。

免疫力が低下しやすい人とその弊害

なかでも、以下のような人は免疫力が低下しやすくなります。

■高齢者

免疫を司《つかさど》るT細胞やB細胞、リンパ球などの免疫細胞は、骨髄《こつずい》に存在する造血幹細胞《ぞうけつかん》から分化して生まれます。しかし、加齢とともに免疫細胞に分化する力が落ち、正常に働く免疫細胞が減ってしまいます。

加えて、新たに生まれた免疫細胞自体の機能も、若いころより低いため、年を重ねるにつれて免疫力が落ちるのです。

■若者（とくに受験生、学生、多忙な仕事の従事者）

体の機能だけを見れば、若者は高齢者よりも、高い免疫力を保持しています。しかし、そんな若者であっても、強いストレスを受けると、自律神経のバランスが乱れて免疫力が低下しやすくなります。

勉強や仕事が精神的ストレスとなり、免疫に影響を及ぼすという報告があります。その意味では、若いからと油断はできません。

■シフトワーカー（勤務時間が固定されず、複数の勤務時間がある職業の人）

生活時間の乱れにも注意が必要です。人間を含む動物には、体内時計（サーカディアンリズム）があり、自律神経や体内のホルモンの分泌などを制御しています。生活時間が一定しないと、それらが乱れて免疫力が低下し、さまざまな不調が現れてきます。

そして、免疫力が低下すると、次のような弊害《へいがい》が起こりやすくなります。

●ウイルス・細菌などの感染症にかかりやすくなる。

●肌が荒れる。
●アレルギー症状（花粉症・アトピーなど）が生じやすくなる。
●下痢をしやすくなる。
●疲れやすくなる。など

慢性的に、これらの症状に悩まされている人は、免疫力の低下を疑ってみる必要があるでしょう。

味覚をリセットして免疫力を高める健康出汁

では、どんな方法で免疫力を高めればよいでしょうか。

そこで登場するのが、本書のテーマである「健康出汁《だし》」です。**健康出汁は「干し椎茸・かつおぶし・昆布」という代表的な天然出汁の素材3種でできています。**

詳しくは次章で解説しますが、これらの素材には、免役力の増強に役立つ成分が豊富に含まれています。

しかも、**健康出汁は、肥満や生活習慣病を招きやすい人によく見られる「味覚のマヒ」を正常化させる働きにもすぐれています。**

医師からやめるようにいわれ、自分でもやめたいと思っているのに、
「どうしても甘い物や油物がやめられない」
「濃い味の物でないと食べた気がしない」
「おやつに手が伸びてしまう」
という人は多いでしょう。**その根本的な原因は、意志の弱さなどではなく、「味覚のマヒ」**にあります。

私は、「はじめに」にも書いた通り、肥満外来に来られる患者さんたちに、楽《らく》に健康的にやせてもらいたいと考え、試行錯誤をくり返すなかで、このことに気づきました。

そして、**肥満だけでなく、免疫力の低下や生活習慣病、そのほかの慢性病も、味覚のマヒと深く関わっていることがわかってきた**のです。

甘い物や油物、味の濃い物、スナック菓子などの間食は、日々、習慣として摂り続けるうちに、その人の免疫力や回復力を蝕《むしば》みます。だからといって、**意志の力でやめようとしても、そういう物が「おいしい」と感じる舌になってしまっているので、難しい**のです。

それをリセットするのに、大きな力を発揮するのが健康出汁です。

健康出汁を習慣的に摂っていると、3つの天然素材に含まれる多彩な成分が、バラン

スを失った味覚をリセットし、嗜好《しこう》を正常化してくれます。

するなど、砂糖や塩、油脂、化学物質を多量に含んだ食品など、それまではおいしいと感じていた食品が、次第に「味が濃すぎる」「くどい」「あまり多くは食べたくない」と感じるようになり、自然に健康的な食生活に変わっていきます。

健康出汁を習慣的に摂り始めた患者さんからは、「薄味がおいしく感じるようになりました」「なぜ以前はあんな濃い味をおいしく感じていたのか不思議です」という言葉がよく聞かれます。**健康出汁の効果で、自然に、本来あるべきバランス感覚のとれた嗜好に変わる**のです。

その結果、自分がおいしいと感じる物を食べて満足しながら、免役力・自然治癒力を高め、肥満や生活習慣病、そのほかの慢性病を改善していけるのです。

出汁というと、「とるのは大変」「面倒そう」というイメージがあるかもしれませんが、**私の考案した健康出汁は、1度作っておけば、あとはお湯に溶かして飲んだり、料理に振りかけたりするだけなので、とても手軽に使えます。**

素材は、どこででも入手できるものですが、絶妙な黄金比率で組み合わせるので、とてもおいしく、無理なく楽しみながら続けられます。

健康出汁のメリット――10の健康効果

日ごろの不快症状から美容、生活習慣病まで

ここまでに触れた内容も合わせ、健康出汁の代表的な10の効果をまとめて紹介しておきましょう。

健康効果①　免疫力アップ

健康出汁は、ここまでにも述べた通り、免疫力を高めるのにたいへん効果的です。それは**健康出汁には、免疫力を高める各種のミネラルや食物繊維、そしてビタミンDがたっぷり含まれている**からです。

とくに、免疫とビタミンDとの関係は近年、非常に注目されています。**風邪やインフルエンザ、このところ世界中で猛威を振るっている新型コロナウイルスなどの感染リスクを下げるには、ビタミンDをしっかり補給すべき**だということがわかってきているの

です。

ビタミンDは日光に当たると皮膚でも産生されます。もともと皮膚にあるプロビタミンD（ビタミンDの前駆《ぜんく》物質）が、紫外線の作用でビタミンDに変化するのです。

ここしばらく続いていた外出自粛の影響により、外で紫外線に当たる機会が減り、以前よりビタミンDが不足しがちになっている人も多いと考えられます。その分も含めて、食品から積極的に摂る必要があります。

健康出汁の素材のうち、メインになっている**干し椎茸は、ビタミンDの宝庫**といえる食材です。健康出汁で毎日、一定量のビタミンDを摂ることが、基本的な免疫力のアップに役立つのです。感染症に大きな関心が集まっている今、健康出汁でウイルスや細菌に負けない強い体を作りましょう。

健康効果②　美肌効果

健康出汁は、美肌作りにも効果を発揮します。体の代謝《たいしゃ》を高めるうま味成分やビタミンB群、若返りビタミンと呼ばれるビタミンEなどが含まれ、肌の新陳代謝が促《うなが》されるからです。

また、精神安定作用をもたらす成分も豊富なので、肌荒れの元凶となるイライラやストレスを鎮《しず》めることを通じても美肌効果が得られます。
便秘も肌荒れの大きな原因ですが、健康出汁はお通じをよくする食物繊維もたっぷり含むため、快便を通じても肌をきれいにしてくれます。

健康効果③　疲労回復効果

健康出汁には、疲労回復に効果的なビタミンB群が含まれるほか、疲労の予防や回復促進に効果をもたらすアミノ酸も豊富に含まれます。

疲れにくい体作りに役立つうえ、疲れたときには速《すみ》やかに回復させる効果があり、二重の意味で疲労対策に役立ちます。

健康効果④　冷えの改善効果

健康出汁に含まれるビタミンB群のなかには、血管拡張作用や血行促進作用を持つナイアシンというビタミンがあり、血行不良からくる冷えの改善に役立ちます。

また、健康出汁には血行を促すビタミンEのほか、冷えに効果的な成分が豊富です。お湯で溶いて飲むことによって、保温作用と血行促進作用が得られるので、冷えの改善に効果的です。

健康効果⑤　味覚（身体機能）改善効果

前述の通り、**健康出汁には味覚をリセットする効果があります。**

味覚は五感（視覚、聴覚、触覚、味覚、嗅覚）の1つで、食べ物をおいしく食べるためだけでなく、基本的な身体機能の1つとして重要です。食べる物が健康に及ぼす影響を考えると、**味覚は生命力を左右する**といってもよいでしょう。

この意味は大きく2つあります。

1つは、味覚がマヒすることの危険性です。濃い味や甘い味、高脂肪の物、化学調味料の味に慣れてしまうと、全体的に健康を害する食生活を続けることになります。肥満や高血圧、脂質異常症などの人に多く見られる傾向です。

もう1つは、加齢とともに味覚そのものが低下するという問題です。この場合も、味を感じにくいゆえに、濃い味つけを好むようになることがあります。それ以上に問題なのが、味覚の低下から食欲が落ち、十分な栄養を摂れなくなることです。こちらは高齢者に多く見られる傾向です。

いずれの場合も、味覚の異常から体にさまざまなダメージが加わることになります。

それを是正《ぜせい》するために効果を発揮するのが健康出汁です。**健康出汁には、不足すると味**

覚異常を招く亜鉛《あえん》も豊富に含まれており、そのことも味覚の正常化に役立ちます。

味覚がマヒして肥満になりやすい人も、味覚が低下して体力が乏《とぼ》しくなっている人も、ぜひ健康出汁を習慣的に摂って、生命力に直結する味覚の正常化にお役立てください。

健康効果⑥　ダイエット効果（食欲コントロール効果）

健康出汁は、甘い物や高脂肪の物を好む味覚をリセットできる点で、根本的なダイエット効果を発揮します。嗜好そのものが変わるので、**我慢しなくても自然に適正体重**に近づきます。

健康出汁には、食欲抑制効果を持つうま味成分もたっぷり含まれています。食欲が亢《こう》進《しん》している人が**健康出汁を習慣的に摂っていると、そのうま味成分の働きによっても食欲が正常化されます。**

それまで過食していた人が、健康出汁を摂り始めると、「びっくりするくらい食欲が落ちた（正常化した）」という声をよく聞きます。それまで**食べ物だけで胃を満たしていた感覚から、いわば「脳が満たされる」感覚になり、適正な食欲に落ち着いてくる**のです。「どうしても我慢できずに過食してしまう」という人に、健康出汁は、ぜひおすすめしたいダイエット法です。

また、健康出汁には、イライラを抑えて精神を安定させる成分も含まれるので、いわゆるストレス食いの抑制にも効果的です。

健康効果⑦　減塩効果

自然の出汁の風味を活かすと、塩味が薄くてもおいしく食べられるので、減塩に役立ちます。このことを知っていても、「出汁をとるのが面倒」という理由から、実践にいたらない人が多く見られます。

その点、粉状にした健康出汁なら、手間をかけずに使えるので、簡単に減塩に役立てられます。**1度使い始めると、やみつきになるほどおいしく、意識しなくても塩分が減っていきます。**塩分の過剰摂取が気になっている人にぴったりです。

健康効果⑧　高血圧の予防・改善効果

前にも述べた通り、無理なく減塩できることで高血圧の予防・改善効果が得られます。

健康出汁の血圧への効果はほかにもあります。健康出汁には、椎茸に含まれているエリタデニンという成分が豊富です。**エリタデニンには、高血圧の抑制効果があることが**

知られています。健康出汁を活用すると、その意味でも高血圧の予防・改善効果が期待できます。

健康効果⑨　代謝アップ効果

椎茸やかつおぶしに含まれるビタミンB群、椎茸や昆布に豊富な食物繊維、昆布のミネラルなど、**健康出汁には代謝を高める多彩な成分が含まれています。**

体の代謝は、どうしても年齢とともに衰《おとろ》えていきますが、健康出汁を習慣的に摂ることで、その衰え方を緩やかにできます。

健康効果⑩　自律神経調節効果

健康出汁には、かつおぶしに含まれるトリプトファンというアミノ酸が含まれ、これが体内に入ると、自律神経の安定作用を持つセロトニンに変わります。

また、椎茸に豊富なビタミンDも、神経系の働きと深く関係することが知られています。とくに、ビタミンD不足は気分の落ち込みを招くので、自律神経の不調から、うつ傾向が強くなったときには、しっかり補給する必要があります。

健康出汁を習慣的に摂っていると、これらの成分が働いて、自律神経のバランスを整えるのに役立ちます。

早い人は3~4日で変化が感じられる

健康出汁は簡単においしく摂れるうえ、前述のような多彩な効果を持っています。まさに、さまざまな不調や生活習慣病に悩まされる現代人の健康法として最適なのです。

健康出汁を摂り始めると、早い人では3~4日で、味覚や体調などの変化が感じられます。ですから、**私は患者さんたちに「とりあえず3日続けてみてください」とおすすめしています。3~4日で効果を感じられない人でも、通常、1週間続ければ効果が実感できます。**

実際にやせたり、検査値が変化したりするには2週間以上かかりますが、味覚や体調の変化を実感することで、続けやすくなります。

「まずは3日」と思えば、気楽に始められるでしょう。不快症状の撃退、ダイエット、生活習慣病対策に効果を発揮する健康出汁習慣を、ぜひ今日から始めてみてください。

ここが知りたい

健康出汁Q&A①

Q 健康出汁は1日にどれだけ摂っても大丈夫ですか？

A とくに制限はありませんが、適量を毎日摂るのがおすすめです。

健康出汁の基本的な摂り方としては、1日に少なくとも1回、大さじ1杯を150〜200mlのお湯で溶いて飲むことをおすすめしています。1日に、朝晩の2回、あるいは朝昼晩の3回摂ればなおよいでしょう。

ほかにも適宜、料理に振りかけたり、混ぜたりして摂ると、より効果的です。このような方法で、ごく一般的な量を摂っている限り、摂り過ぎなどの心配はありません。しかし、あまり極端に、1度に多量を摂ることはおすすめできません。

1度に多くを摂るより、おいしく摂れる範囲の適量を、毎日続けることが大切です。

Q 健康出汁を冷たくして飲んでもよいでしょうか？

A 冷やしてもおいしく飲めます。

健康出汁は、お湯で溶かして温かい状態で飲むのが基本ですが、冷たい状態でもおいしく飲めます。その場合は、まず少量のお湯を加えてよく混ぜたあと、水を加えればよいでしょう。

そのまま常温で飲んでもけっこうですし、好みに合わせて冷蔵庫で冷やして飲んでもかまいません。夏の暑い日などは、そのように冷たくして飲むのもよいでしょう。

ただし、とくに冷え性の人などは、冷やし過ぎないほうが無難です。常温で飲むのに留めるか、冷たくするなら冷えを悪化させない範囲で摂るようにしてください。

第2章

「健康出汁」の効果の秘密

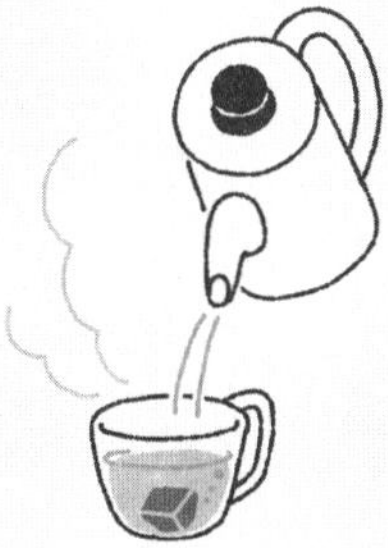

日本に伝わるさまざまな出汁の素材。そのなかから最強といえる3種を選び、粉にして合わせたものが健康出汁です。それにより、通常の出汁のとり方では得られない高い健康効果が得られます。その効果の理由をお話ししましょう。

3つの最強素材の組み合わせがすごい

それぞれに特効成分が含まれる

健康出汁《だし》は、昔から日本に伝わる出汁の素材、「干し椎茸、かつおぶし、昆布」を粉状にして合わせたものです（詳しい作り方は第3章参照）。それを常食することで、なぜ多彩な効果が得られるのでしょうか。

この3つは身近な素材で、普段、私たちはことさら意識しないで口にしていますが、じつは、**どれも特徴的な成分を含み、すぐれた健康効果を持っています。**それを粉状にして合わせることで、成分が無駄なく摂れるとともに、相乗作用が発揮され、第1章であげたような幅広い効果が得られるのです。

そこで、3つの素材に含まれる重要な成分と、栄養面や健康効果から見た特徴をあげてみましょう。

干し椎茸の特徴1　免疫増強に役立つ成分をたっぷり含む

健康出汁に使う3つの素材は、いずれも免疫増強に効果がありますが、その主役は何といっても干し椎茸です。

前章でも触れたように、干し椎茸にはビタミンDが豊富に含まれています。ビタミンDというと、「骨」の強化に役立つビタミンと認識されている人も多いかもしれません。

確かに、ビタミンDはカルシウムの吸収や利用を助けて、強い骨を作るビタミンとして重要です。それも、骨粗しょう症予防などに役立つ大切な役割ですが、同時に**ビタミンDは、免疫機能を支える役目もしています。**

ビタミンDには、抗菌作用や抗ウイルス作用を持つカテリジンというペプチドを作る働きがあるのです。

ペプチドとは、アミノ酸が少数つながった物質です。アミノ酸が50個以上つながるとたんぱく質になりますが、50個未満（2〜49個）の場合にはペプチドと呼ばれます。近年、さまざまな生理活性作用を持つペプチドが注目されており、カテリジンもその1つです。

干し椎茸に豊富なビタミンDは、抗菌・抗ウイルス作用を持つカテリジンの産生を高

めて、免疫力の向上をもたらすのです。

なお、健康出汁作りに使う**干し椎茸は、できれば十数分ほど、天日に当ててから使うと、ビタミンDの含有量が増してより効果的**です。

干し椎茸に含まれる免疫増強成分はほかにもあります。

それは、食物繊維の一種であるβ-グルカンという成分です。β-グルカンには、水に溶けにくい不溶性食物繊維と、水に溶けやすい水溶性食物繊維がありますが、干し椎茸に豊富に含まれるのは前者です。

干し椎茸のβ-グルカンには、免疫の仕組みに欠かせないリンパ球を活性化する働きがあります。とくに、腸に存在するリンパ球の働きを促《うなが》します。

腸は消化とともに免疫の要《かなめ》でもあり、全身のリンパ球の半数以上は腸に存在しています。β-グルカンは、その腸内のリンパ球を活性化する強い働きがあることがわかっています。同時に、**β-グルカンの一種であるレンチナンという物質には抗腫瘍作用があり、ガンの予防にも有効**とされています。

干し椎茸は、豊富に含むビタミンDやβ-グルカンによって、免疫増強作用をもたらすため、**新型コロナやインフルエンザといったウイルスによる感染症、風邪、細菌感染**

症、ガンなどの予防効果のほか、アレルギー症状の予防や改善効果も期待できます。

干し椎茸の特徴2 血液サラサラ成分で生活習慣病にも有効

椎茸にはエリタデニンという成分も多く含まれています。これは、きのこ類のなかでも椎茸に多く含まれる栄養素で、血液をサラサラに保ち、高血圧や動脈硬化を抑制する効果を持っています。

とくに、**悪玉といわれるLDLコレステロールを減らし、善玉といわれるHDLコレステロールを増やすことで、すぐれた動脈硬化抑制作用を発揮**するといわれています。

ですから、干し椎茸の常食は、生活習慣病の対策としてもおおいに役立つのです。

ただし、エリタデニンは水に溶けやすいので、干し椎茸を戻して食べるだけでは効率よく摂取できません。普段、**干し椎茸を食べるときは、戻し汁も使うのがエリタデニンを摂るコツ**ですが、健康出汁なら、干し椎茸を粉状にして丸ごと摂るので、無駄なく摂取できます。

さらに、干し椎茸に含まれるグアニル酸という、うま味成分も動脈硬化の抑制に役立ちます。グアニル酸には、血液中の血小板《けっしょうばん》同士が過剰にくっつく（凝集《ぎょうしゅう》する）のを抑える働きがあります。血小板は止血に使われる細胞成分で、止血のために凝集作用を発揮しますが、それが過剰になると動脈硬化を促進させてしまいます。

干し椎茸のグアニル酸は、それを抑えて血液をサラサラに保つので、エリタデニンと協力して動脈硬化を防いでくれます。

干し椎茸の特徴3　ビタミン類などが全身の不調に効く

干し椎茸に豊富なビタミンDには、骨の強化や免疫の増強以外の働きもあります。

ビタミンDは、体内でホルモンのような働きをして、幅広い代謝に関係しているため、不足すると、疲労、うつ傾向、抜け毛、足腰の痛み、筋肉痛などが起こりやすくなります。健康出汁でビタミンDを補給すると、こうした不調を防ぐためにも役立ちます。

また、干し椎茸にはビタミンB群も多く含まれています。

エネルギー代謝や三大栄養素の代謝を助けるビタミンB_1・B_2・B_6、赤血球の産生に必要で貧血を防ぐビタミンB_{12}や葉酸、血液循環をよくするナイアシンなどです。これらのビタミンB群は、肌や粘膜を健康に保つためにも必要です。

干し椎茸には、ミネラルの一種である亜鉛も多く含まれます。亜鉛は、味覚を正常に保つほか、さまざまな代謝に必要なミネラルです。なお、**亜鉛は健康出汁のほかの素材、かつおぶしと昆布にも豊富に含まれています。**

このほか、干し椎茸には、前述したβ-グルカンを含む食物繊維が豊富です。その作用によって、便通をよくすることができます。

こうしたビタミン・ミネラル類や食物繊維の働きで、干し椎茸を常食していると、幅広い不調を防いだり、改善したりする効果が期待できます。

ここにあげた成分は、**生《なま》の椎茸を干すことで含有量が増えます。**干し椎茸にすると水分が抜けるので、同じ重さ当たりの含有量が増えるのは当然ですが、それ以上に**濃縮され、同程度の摂取量でも効率よく摂れるようになる**のです。

かつおぶしの特徴1
うま味成分が味覚を正して代謝を促進

かつおぶしには、そのおいしさを支える独特のうま味があります。それを作り出しているのが、**イノシン酸とヒスチジン**という2つのうま味成分です。

どちらもアミノ酸の一種で、両者が結合して、かつおぶしの深いうま味を作り出しているのです。

この2つの成分は、じつはおいしさだけでなく、健康作りやダイエットにも貢献しています。

イノシン酸には、味覚を正常化するとともに代謝を活発にする働きがあります。一方、ヒスチジンには過剰になった食欲を抑制して正常化させる効果があることがわかっています。

前章で「健康出汁には味覚を正常化する働きがある」と述べましたが、その働きの中心になっているのが、かつおぶしに含まれるこれらのうま味成分なのです。さらに、3種の素材に含まれる亜鉛が、その働きを増強しています。

研究によって、ヒスチジンを多く摂取する人は1日の摂取エネルギーが少ない傾向があることがわかっています。また、動物実験では、ヒスチジンを与えたネズミは、食べる量が約3割減ったという結果も出ています。

現代の肥満や生活習慣病の多くは、味覚がマヒすることによる過食が大きく影響しています。かつおぶしのうま味成分は、それを是正する切り札といえるでしょう。

健康出汁でかつおぶしのうま味成分を習慣的に摂ることにより、味覚が正常化し、我慢しなくても、適切な量の食事で満足できるようになっていきます。

かつおぶしの特徴2
心を安定させ、脳内で食欲を正常化

過食を招く要因は、味覚のマヒ以外にもあります。それは精神的ストレスです。イライラしたり、**気持ちが不安定になったりすると、つい過食したり、甘い物に手が伸びたりしやすい**ことは、多くの人が経験からご存じでしょう。

私たちがイライラしたり、強いストレスを感じたりしているときは、自律神経のうち、緊張状態を作る交感神経の働きが強まっています。食事をしたり、甘い物を口にしたりすると、交感神経は逆に、リラックス状態を作る副交感神経の働きが強まります。それで私たちは、手っ取り早く自律神経のバランスをとろうとして、無意識のうちに過食しやすくなるのです。

かつおぶしには、こうした面をフォローできる成分も豊富に含まれています。それが、トリプトファンというアミノ酸です。**トリプトファンを摂ると、体内では自律神経のバランスをとって心を安定させるセロトニンという神経伝達物質に変わります。**

ですから、トリプトファンを十分に摂っておけば、過食や甘い物に頼らなくても、心の安定が得られるのです。実際に、**イライラやストレスに襲われたとき、健康出汁をお湯に溶いてゆっくり飲むだけで、気持ちが鎮《しず》まり、前のように過食しなくてすむように**

なったという患者さんは大勢います。

トリプトファンを材料としてできたセロトニンは夜になると、心地よい睡眠を促すメラトニンというホルモンに変わります。そのため、不眠の解消にも役立ち、そのことが、さらなる精神の安定にもつながります。

トリプトファンは幅広い食品に含まれていますが、健康出汁で毎日、コンスタントに摂ることで、その効果をよりいっそう得やすくなります。

かつおぶしの特徴3　血流を促進して疲労回復に効果的

かつおぶしには、血流を促進する成分も豊富に含まれています。アンセリンという成分で、動物の筋肉中に含まれているペプチドの一種です。魚類ではマグロ、カツオ、サケなど、肉類では鶏肉に多く含まれています。

幅広い食品に含まれてはいますが、毎日、継続的に摂るには健康出汁が役立ちます。**健康出汁でアンセリンを習慣的に摂ることにより、血流の促進と、それによる疲労回復やこり・冷えなどの予防・改善効果が期待できます。**

アンセリンの摂取により、運動後の疲労や精密作業をしたあとの精神的疲労、眼精疲労などが改善したという報告もあります。

最近では、アンセリンに痛風《つうふう》の原因となる尿酸値を低下させる効果もあることがわかってきています。また、アンセリンには、免疫機能をサポートする作用もあるといわれています。このほか、血行を促すビタミンEも豊富です。

ですから、**健康出汁でかつおぶしを摂ることは、血流不足による各種の症状の予防・改善に加え、痛風の対策や免疫増強にも役立ってくれます。**

昆布の特徴1　満腹感を持続させるうま味成分が豊富

干し椎茸にグアニル酸、かつおぶしにはイノシン酸とヒスチジンといううま味成分が含まれますが、昆布にも深いうま味をもたらす成分が豊富に含まれています。それがグルタミン酸です。

最近の研究では、舌だけでなく、胃などの内臓にも味覚センサーがあり、そこから情報が脳に送られることがわかっています。**昆布に豊富なグルタミン酸は、内臓の味覚センサーを刺激して正常化し、過食を防ぐ働きを持っています。**

実際に、グルタミン酸を含む食事をすると、含まない食事に比べて、満腹感が持続するという報告もあります。

健康出汁を、お湯に溶かして飲むほかにも料理に活用すると、3つの素材のうま味成分が働いて、塩分が少なめでもおいしく食べられます。しかも、満腹感が持続するので、適切な量で腹持ちがよくなり、生活習慣病や肥満の予防・改善に効果的です。

昆布の特徴2　ネバネバ成分が腸内の健康維持に役立つ

昆布を煮ると、特有のぬめりや粘りけが出てきます。このネバネバを作っているのは、フコイダンとアルギン酸という成分です。どちらも水に溶けやすい水溶性食物繊維の仲間です。

フコイダンとアルギン酸は、腸内環境をよくするためにすぐれた効果を発揮します。

私たちの腸には、数百種類、100兆個といわれるおびただしい数の腸内細菌が住んでいます。その腸内細菌は、健康の維持・増進に役立つ善玉菌と、不調をもたらす悪玉菌、状況に応じてどちらにもなる日和見菌《ひよりみ》に大別できます。善玉菌の数や活性を一定以上に保ち、悪玉菌の働きを抑制しておくことが、健康作りには重要です。

昆布に豊富なフコイダンとアルギン酸は、腸内の善玉菌のエサとなって、その働きを

活性化したり、数を増やしたりするのに役立ちます。

それとともに、**フコイダンとアルギン酸には、過剰な糖や脂肪をくるみ込んで、排泄を促す作用もあります。**その結果、血糖値の急激な上昇を防いだり、脂肪の過剰な吸収を防いだりすることもできるのです。昆布の出汁で、内臓脂肪の蓄積が抑えられるという動物実験の報告もあります。

この働きが、ダイエットや生活習慣病の対策として役立ってくれます。

このほか、フコイダンには免疫力を向上させる働きもあることが知られています。**干し椎茸のビタミンDやβ-グルカン、かつおぶしのアンセリンとタッグを組んで、昆布のフコイダンが体の免疫を強固にしてくれるというわけです。**

昆布の特徴3　代謝を整えるミネラルやカロテノイドを含有

昆布には、体の代謝を整えるために必要なカルシウム、鉄、カリウム、ヨウ素（ヨード）などのミネラルが豊富に含まれています。

私たちの体を流れる血液やリンパ液は、海水に似た組成を持っています。昆布は海水のミネラルを吸収して育つため、体に必要なミネラルが多く含まれるのです。

昆布には、ほかにも健康の維持・向上に役立つ成分が含まれます。それは、昆布特有の褐色のもとになっている色素成分、フコキサンチンです。

フコキサンチンは、ニンジンに多いβ-カロテンなどと同じカロテノイドの仲間です。カロテノイドは、体内に入ると必要に応じて粘膜や皮膚の健康に欠かせないビタミンAに変換されるほか、それ自体は強力な抗酸化物質として働きます。

昆布のフコキサンチンは体内で老化や動脈硬化、ガンなどの原因となる酸化作用を防ぎ、有害な活性酸素の発生を防いだり、すでにできた活性酸素を消滅させたりしてくれるのです。これにより、生活習慣病の予防や改善効果を発揮します。

3つの素材が織りなす健康効果とは

以上、健康出汁に使う3つの素材、それぞれの有効成分や効能を見てきました。1つ1つが、健康作りに高い効果を持つ素材であることがおわかりいただけたでしょう。

それを3つ合わせて、習慣的に摂ることで、さらに効果が高まります。というのは、この3つは、いろいろな意味でバランスがよく、相乗作用を発揮する組み合わせだからです。

その1つは、**うま味成分の相乗効果**です。うま味成分は、2つ、3つと組み合わせることで、うま味が7~8倍になることが知られています。**おいしさが増すとともに、免疫増強作用をはじめとする健康効果も、相乗的に強くなります。**

普段の食生活では、動物性食品と植物性食品をバランスよく摂ることが、健康の秘訣とされています。動物性食品は良質なたんぱく質、植物性食品は食物繊維が豊富で、それぞれに違うビタミン・ミネラルを含むなどの特徴があるからです。

健康出汁の素材は、干し椎茸と昆布が植物性食品、かつおぶしが動物性食品なので、その意味でもバランスがとれています。

さらに、干し椎茸には不溶性食物繊維が豊富で、昆布には水溶性食物繊維が多く含まれるという点でも、よい組み合わせになっています。

身体的な不調に効果を発揮する成分や、メンタル面の安定に役立つ成分が、バランスよく含まれているのも健康出汁のメリットです。

1日に摂るのはわずかな量でも、有効成分がバランスよく、濃厚に詰まっている健康出汁を継続して摂ることで、大きな健康効果が得られます。**健康出汁は、手間をかけずに効率よく効果を得られる点でも、最強の健康法といえるでしょう。**

ここが知りたい

健康出汁Q&A②

Q 健康出汁をお湯に溶いて飲むとき、それだけだと物足りないのですが……。

A 慣れるまで薄めに味つけしてもOKです。

健康出汁はそれぞれの素材のうま味成分をたっぷり含んでいるので、通常は、お湯で溶かすだけでもおいしく飲めます。しかし、それまで濃い味つけに慣れている場合、最初は物足りなく感じる場合もあるようです。

そんなときは、少量の塩やしょうゆを加えてもかまいません。ご自分がおいしく飲める範囲で、できるだけ少量にしてください。健康出汁の摂取を続けていると、次第に薄味でもおいしく感じるようになっていきます。それに合わせて味つけを減らしましょう。

Q 干し椎茸の戻し汁やかつおぶし・昆布の煮出し汁は健康出汁の代わりになりますか？

A 健康効果はありますが、完全な代替品にはなりません。

干し椎茸の戻し汁、かつおぶしや昆布の煮出し汁は、一般的な和風出汁として使われている物で、深いうま味があるとともに、それぞれに健康効果が期待できます。しかし、本書で紹介している健康出汁の代わりにはなりきれない部分があります。

たとえば、干し椎茸の重要な成分であるビタミンDは、脂溶性ビタミンで水に溶けにくいので、戻し汁にはほとんど含まれません。粉にして丸ごと摂るからこそ、干し椎茸のビタミンDの高い効果が期待できるのです。

ほかにも、戻し汁や煮出し汁では摂りきれない有効成分があるので、健康出汁の基本的な作り方としては、やはり粉にして、丸ごと摂るようにしてください。

第3章

「健康出汁」の作り方・摂り方

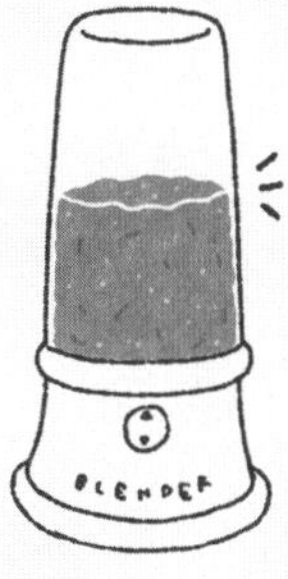

健康出汁の作り方はとても簡単。週末などに作っておけば、あとは毎日、そのままお湯に溶かしたり、料理にかけたりするだけで、手軽においしく摂れます。手間もコストもかけずに、多彩な効果を得られる究極の健康法です。

簡単に作れる「健康出汁」

3つの材料を粉末にして混ぜるだけで完成！

健康出汁《だし》の材料は、前章であげた通り、**「干し椎茸」「かつおぶし」「昆布」の3つだけ**です。

どれも一般的な出汁の材料で、簡単に入手できます。

通常は、それぞれを水に浸《つ》けたり、煮出したりして出汁をとりますが、**健康出汁は、粉末にして3種を混ぜた状態で保存し、用途に応じて使い方を選びます。**

そうすることで、毎日手軽に使えますし、それぞれの材料の栄養素を余すことなく摂取できるのです。

通常の方法でとった出汁を、日常の食事で摂取するのも、体のためにとてもよいことですが、手間がかかるために、毎食摂取するのは面倒に感じる場合もあるでしょう。

健康出汁による効果は前述の通り、早ければ3日、遅くても1週間以内に実感できます。その**効果を確実に得るには、濃厚な出汁を毎日続けてしっかり摂ることが大切**です。そのために最適なのが、粉末にして混ぜておく方法なのです。

粉末状の健康出汁は、お湯を注いで飲んだり、ご飯やおかずに振りかけたり、みそ汁やスープに加えたり……。一瞬で健康効果の高い出汁が摂れるので、とても便利です。

しかも、**伝統的な出汁の材料3種を、黄金比率で混ぜ合わせるので、最高においしいのが魅力**です。

健康出汁の作り方は3種類

健康出汁の作り方は3種類あります。

A 基本の作り方／材料をフライパンで炒《い》ってからミキサーで粉にする

B 電子レンジを使う作り方／材料を電子レンジで乾燥させてからミキサーで粉にする

C 粉製品を混ぜる作り方／それぞれの粉製品を混ぜ合わせる

基本の作り方は、ほかの方法に比べると、少しだけ手間がかかりますが、それぞれの材料の味と香りを最大限に引き出せます。

フライパンで炒る手間を省《はぶ》きたい人は、電子レンジを使うBの作り方をどうぞ。よりスピーディーに作れます。

家に「電子レンジもミキサーもない」という人でも大丈夫。それぞれの材料を粉にした製品が市販されているので、それらを入手して混ぜ合わせればOKです（Cの作り方）。やりやすい方法にチャレンジしてみてください。

材料の分量の比率は、どの作り方でも同じで、次の通りです。

●干し椎茸……3
●かつおぶし…2
●昆布…………1

注意してほしいのが、AとBの作り方では、干し椎茸はスライスして干したタイプを、昆布は刻《きざ》み昆布を選ぶということ。このほうが粉にしやすいのです。そして、**3つの材料を「3対2対1」にするのが、おいしくて体によい健康出汁の黄金比率**です。

この比率であれば、1度に作る量は自由。自分の使うペースに合う量を作りましょう。

詳しくは後《のち》ほど述べますが、健康出汁は冷蔵で2週間ほど保存でき、冷凍ならもう少し長く保存できます（60ページ参照）。

健康出汁の3つの材料

（60gの健康出汁を作る場合）

干し椎茸	かつおぶし	昆布

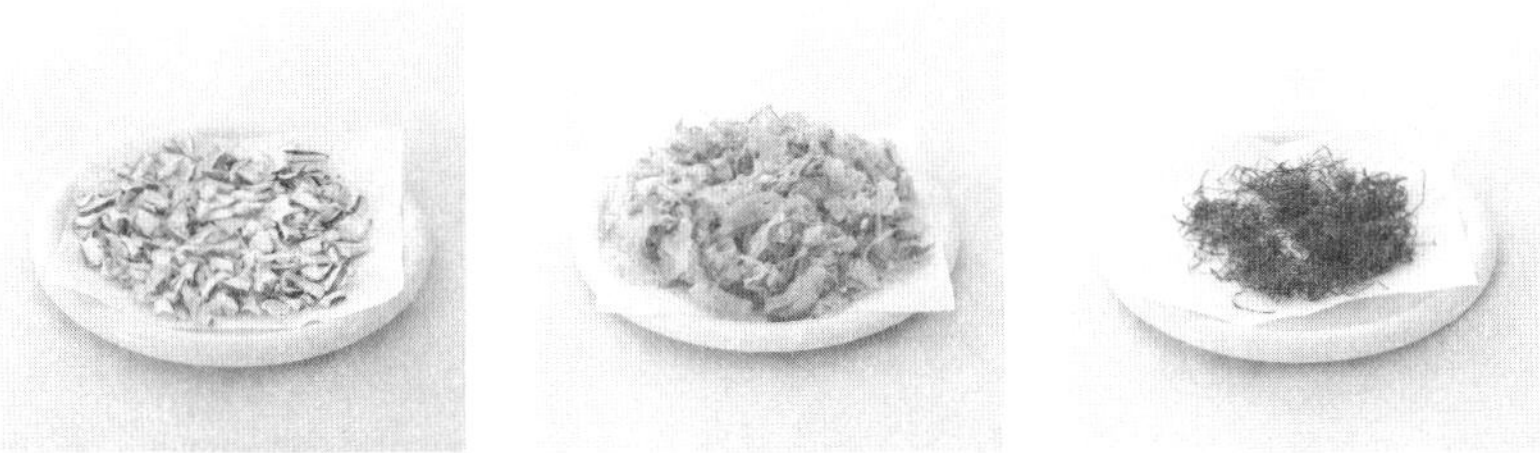

30g	20g	10g

粉にして混ぜる

干し椎茸　かつおぶし　昆布

3 対 **2** 対 **1**

が黄金比率

＼作り方は3通り／

A 基本の作り方……46ページ

B 電子レンジを使う作り方……54ページ

C 粉製品を混ぜる作り方……57ページ

＼3ステップでおいしく作れる！／
健康出汁の作り方A《基本編》

手順① 3種類の材料を用意する

まず3種類の材料を用意します。

干し椎茸はスライスして干してあるタイプ、昆布は刻み昆布を用意しましょう。

もし、どうしても普通の干し椎茸や昆布を使いたい場合は、どちらもキッチンばさみで細く切ってから使いましょう。

その場合、干し椎茸の軸は硬くて粉にできないので使いません。最初に軸をキッチンばさみでとり除いてから細切りにします。

かつおぶしは一般的に売られているものでかまいません。

スライスの干し椎茸30g、かつおぶし20g、刻み昆布10g（もしくは、重量比で3対2対1となる自由な量）を用意してください。

健康出汁の3種類の材料

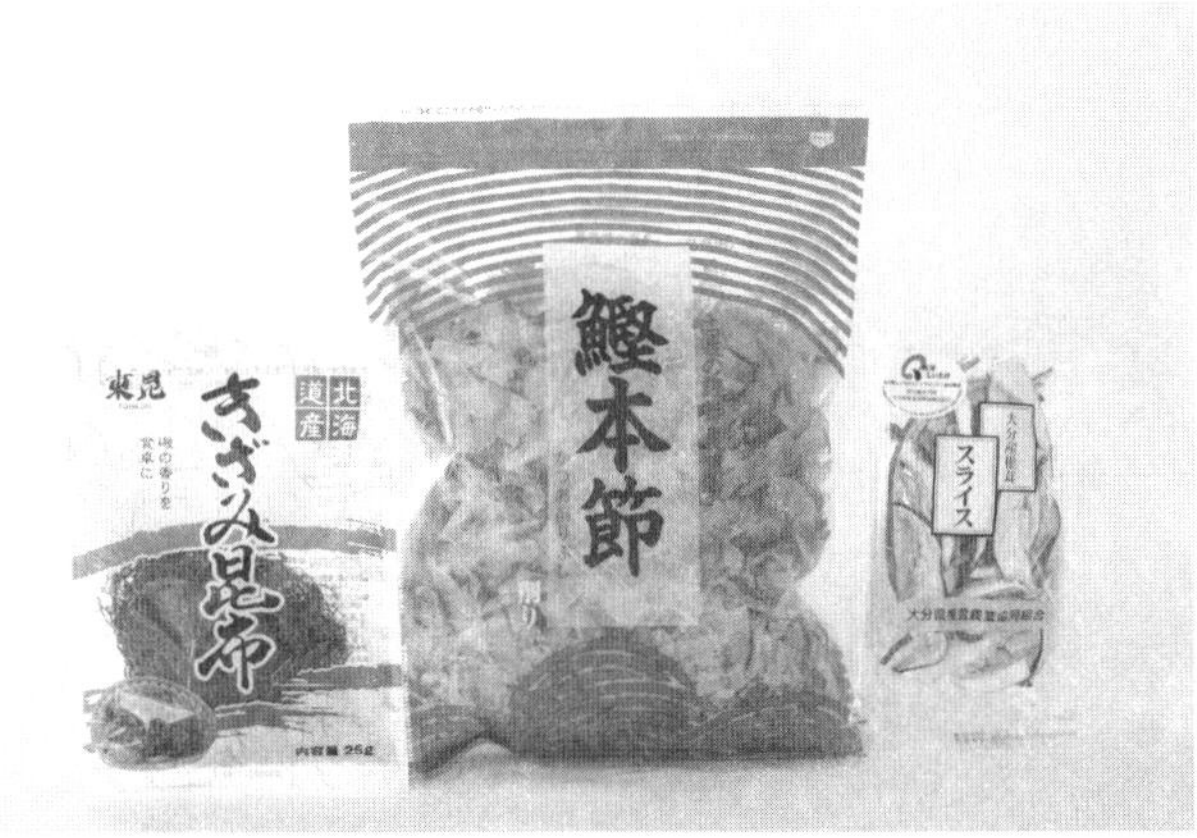

左から、刻み昆布、かつおぶし、スライスタイプの干し椎茸

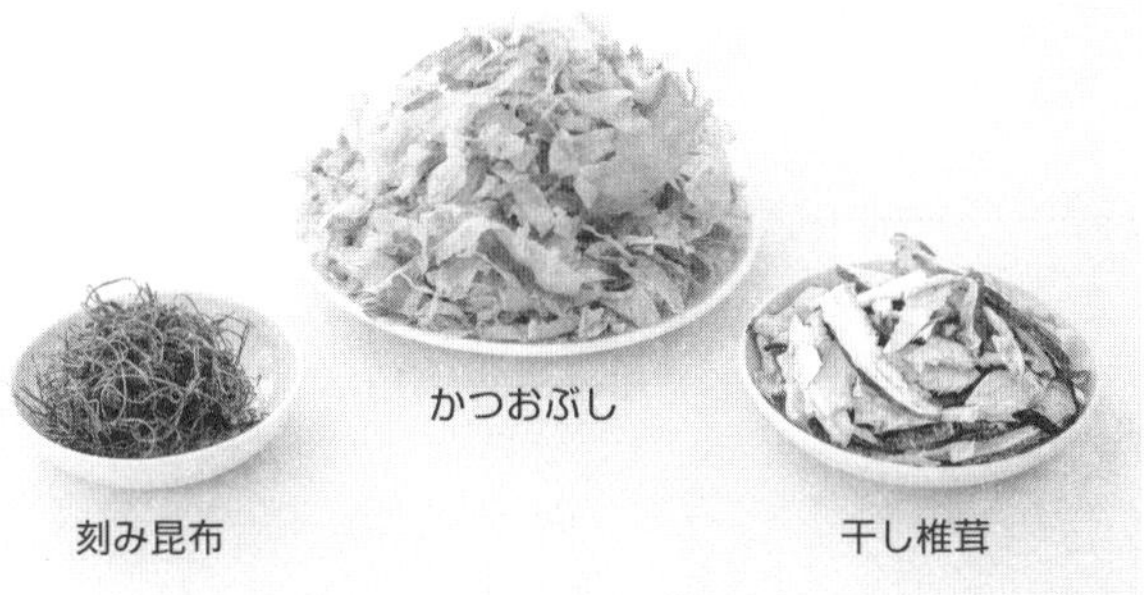

黄金比率は、干し椎茸3、かつおぶし2、刻み昆布1
(写真は刻み昆布10g、かつおぶし20g、干し椎茸30g)。

手順②　全部の材料をそれぞれフライパンで炒る

材料をミキサーにかける前に、それぞれの材料をフライパンで炒っておきます。こうすることで、手順③でミキサーにかけるとき、粉砕しやすくなるからです。

スライスタイプの干し椎茸は、手で簡単に割れます。最初に小さく割ってから炒ると、短時間でうまく炒ることができます。

中火にかけたフライパンに入れ、箸で混ぜながら炒ってください。

干し椎茸がきつね色になり、香ばしい匂いがしてきたら弱火にし、水分が飛んでパリパリになり、箸で押して折れるようになったらＯＫです。

かつおぶしは弱火にかけ、同じくかき混ぜながら炒ります。香ばしい匂いがして、干し椎茸同様に箸でくずれるようになったらＯＫです。

刻み昆布も同様に中火で熱したフライパンで炒っていきます。水分が飛び、乾燥したらＯＫ。絡み合ってかたまりになっている物は、キッチンばさみでカットします。

それぞれの材料は別々に炒るほうがやりやすいでしょう。炒り終えた物は別々の容器にとっておきます。

干し椎茸の下準備

①

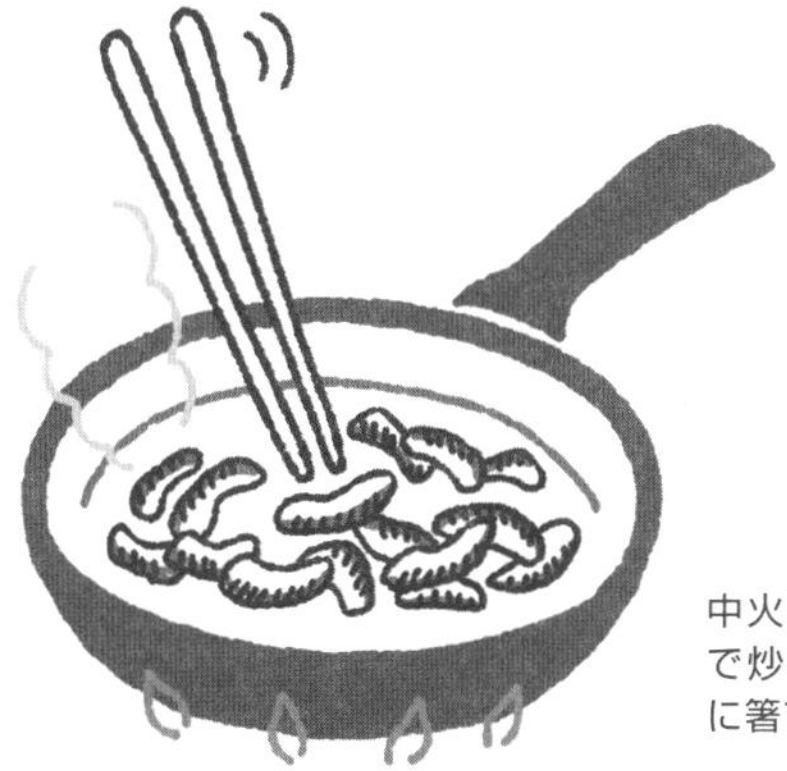

中火にかけたフライパンで炒る。焦がさないように箸で混ぜながら炒る。

▼

②

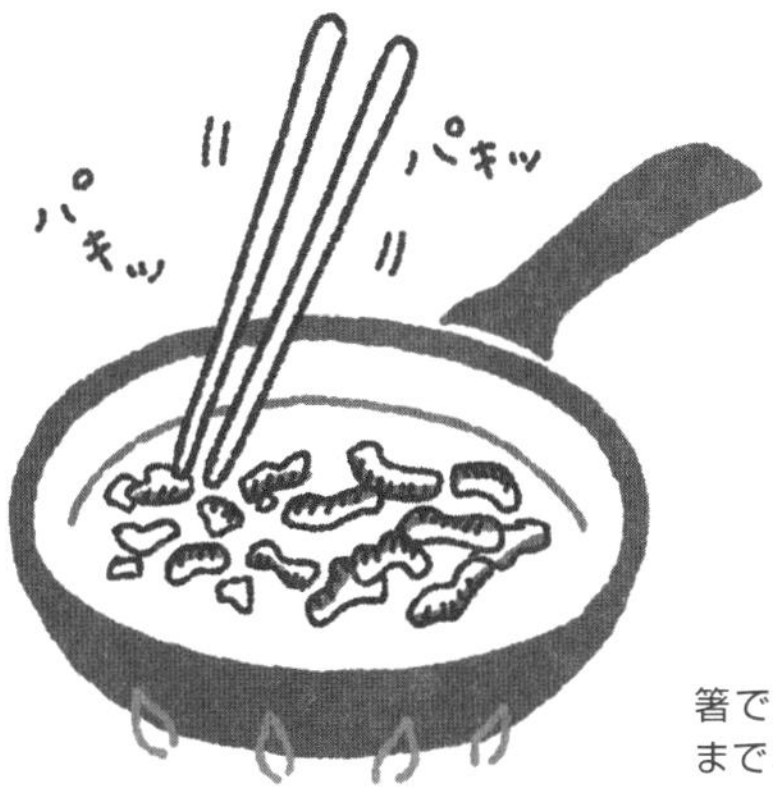

箸で押して折れるくらいまで、水分を飛ばす。

かつおぶしの下準備

①

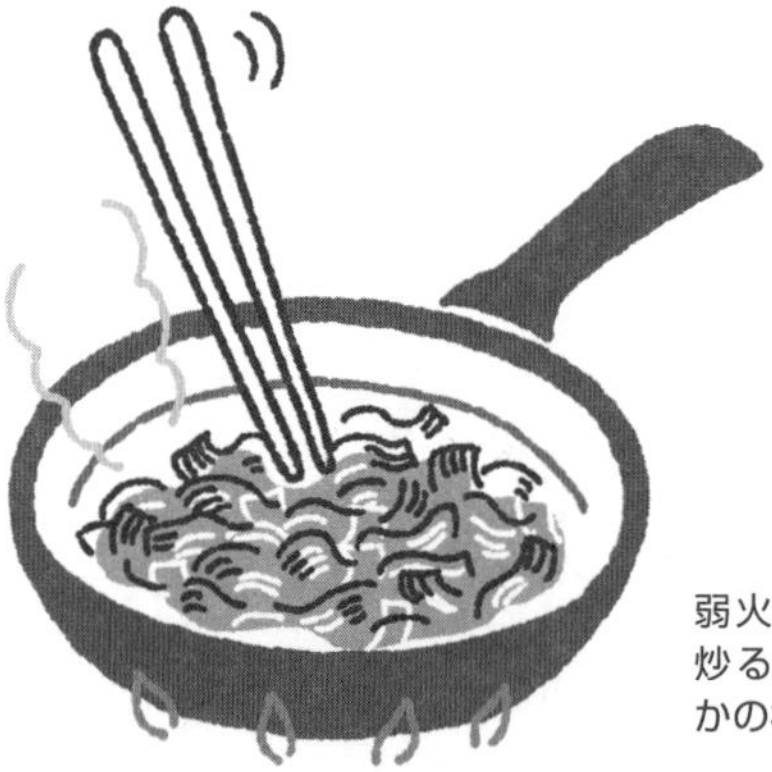

弱火にかけたフライパンで炒る。焦げやすいので、ほかの材料より弱い火で炒る。

▼

②

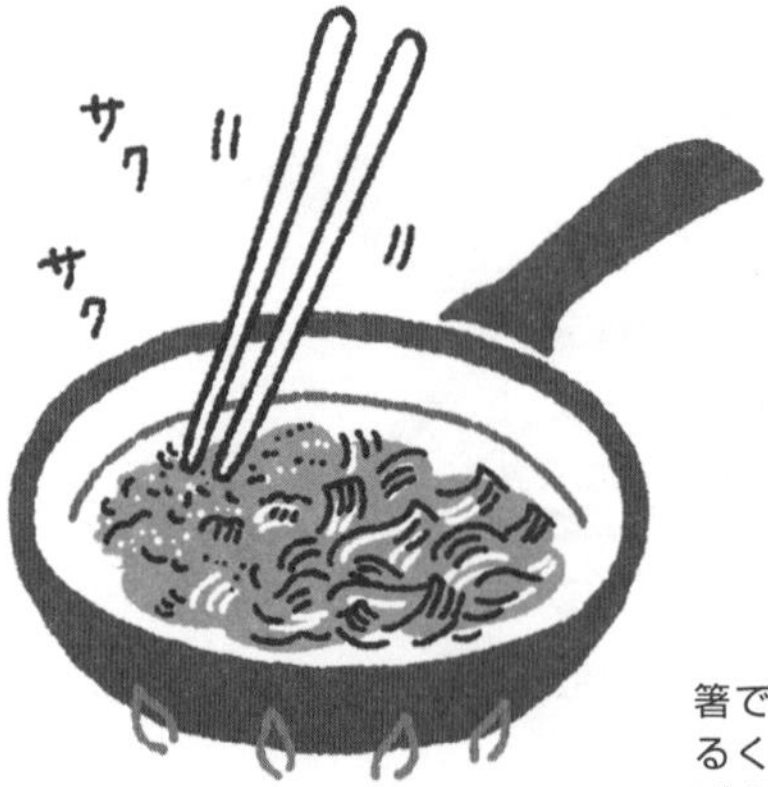

箸で押して簡単にくずせるくらいまで、水分を飛ばす。

刻み昆布の下準備

①

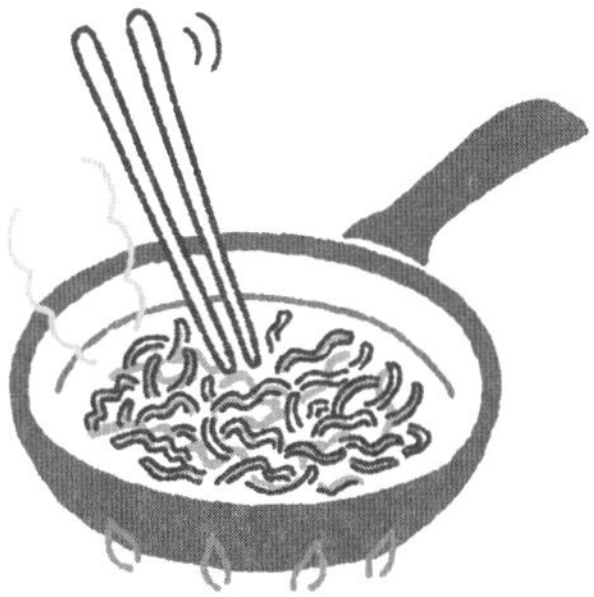

中火にかけたフライパンで炒る。絡み合いやすいので箸でほぐしながら炒る。

②

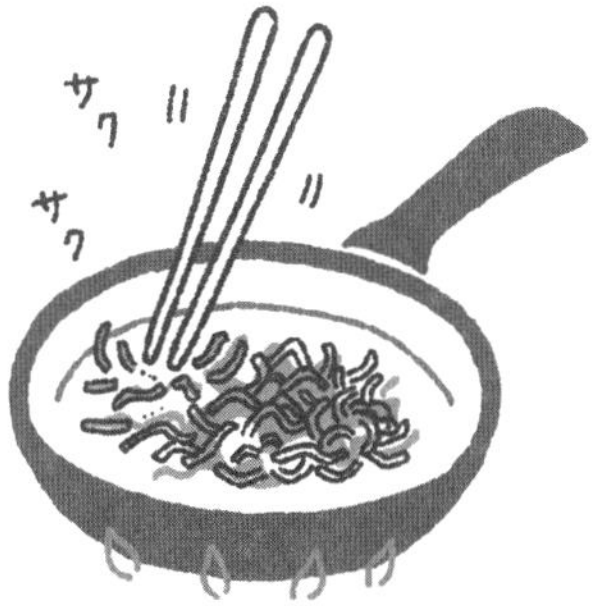

箸で押したら折れるくらいになるまで水分を飛ばす。

③

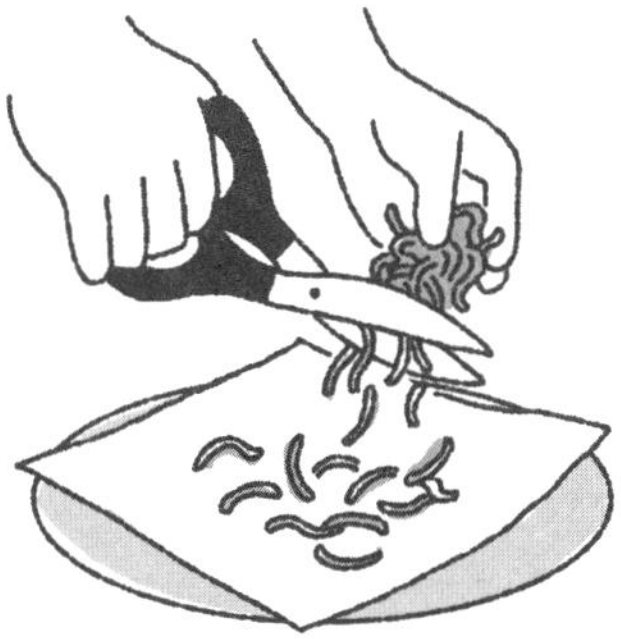

絡み合ってかたまりになった昆布は、キッチンばさみで細かくカットする。

手順③　炒った材料をミキサーにかけて粉にする

材料をミキサーか、あればミルサー（乾燥食品を粉末状にする食品ミル）にかけて粉にします。

最初に手順②で炒ったかつおぶしと干し椎茸を入れ、そのあと、刻み昆布を加えてふたをし、ミキサーのスイッチを入れます。

パワーのあるミキサーや、ミルサーであれば一気に粉にできますが、ミキサーの機能によっては、途中箸などで混ぜながら、短時間ずつ砕いたほうがよい場合もあります。様子を見ながら砕きましょう。

全体が粉状になったらできあがりです。

できあがった健康出汁は、密閉容器やふた付きのビンなどに入れて、冷蔵庫で保存します。保存容器は熱湯消毒し、完全に乾いた状態で使用します。冷蔵で2週間程度保存でき、冷凍して保存することもできます（61ページ参照）。

3つの材料をミキサーで砕く

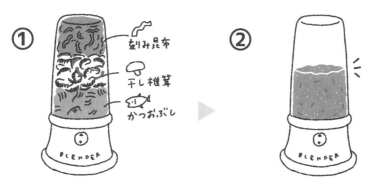

①

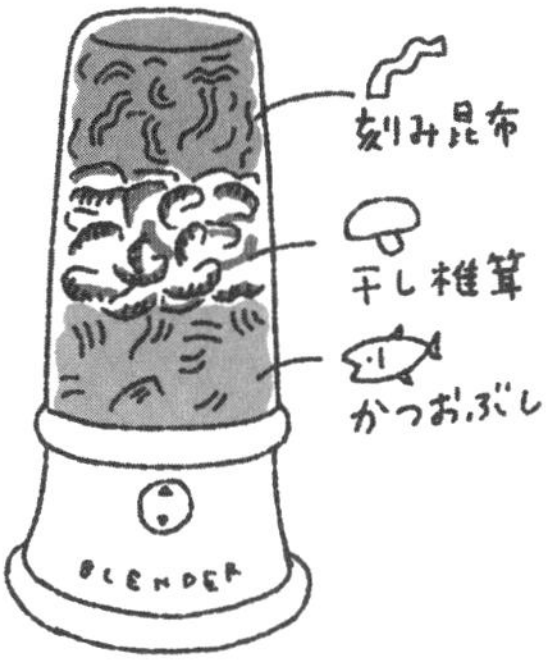

炒ったかつおぶし、干し椎茸、刻み昆布の順で材料をミキサーに入れる。

②

ミキサーで粉砕して粉状にする。

③

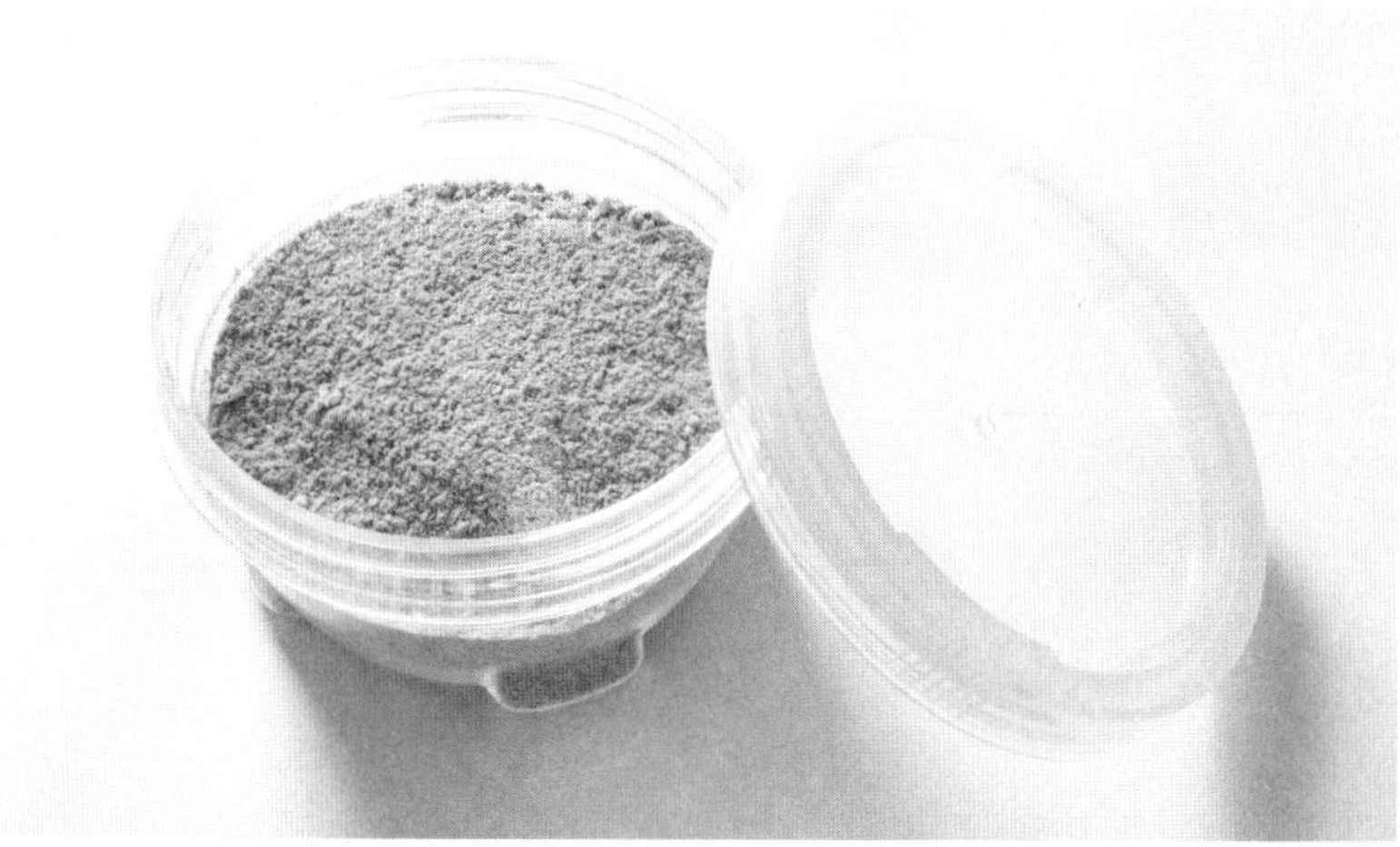

できあがり。密閉容器やふた付きのビンなどに入れて冷蔵庫へ。

＼電子レンジを使ってスピーディーに！／

健康出汁の作り方B《電子レンジ編》

手順① 3種類の材料を用意する

材料の準備は《基本編》と同じです。

スライスの干し椎茸30g、かつおぶし20g、刻み昆布10g（もしくは、重量比で3対2対1となる自由な量）を用意してください。

手順② 各材料をそれぞれ電子レンジにかける

スライスタイプの干し椎茸は、《基本編》と同じように、あらかじめ1枚を2～3個程度に割っておきます。

次に、平たい耐熱皿にキッチンペーパーを敷き、割った干し椎茸を広げ、ラップをしないで電子レンジに入れて1〜2分ほど様子を見ながら加熱します（600Wの場合）。

刻み昆布とかつおぶしも同様に、耐熱皿に敷いたキッチンペーパーに広げて、電子レンジで1〜2分ほど様子を見ながら加熱します。刻み昆布は絡み合ってかたまりができやすいので、手で広げるようにしてから加熱しましょう。

いずれも、加熱後、少し冷まして、箸で簡単にくずれるようになればOKです。くずれない場合は、再度加熱します。その際の過熱時間は30秒程度を目安に増やします。

刻み昆布は手でもんでくずし、くずしきれなかった物はキッチンばさみで細かくします。

手順③ 電子レンジで加熱した材料をミキサーにかけて粉にする

ミキサーにかける手順も《基本編》と同じです。手順②で加熱した材料を、ミキサーかミルサーで粉砕し、粉状になったらできあがりです。

できあがった健康出汁は密閉容器に入れて冷蔵庫に保存しましょう。

電子レンジを使った健康出汁の作り方

①

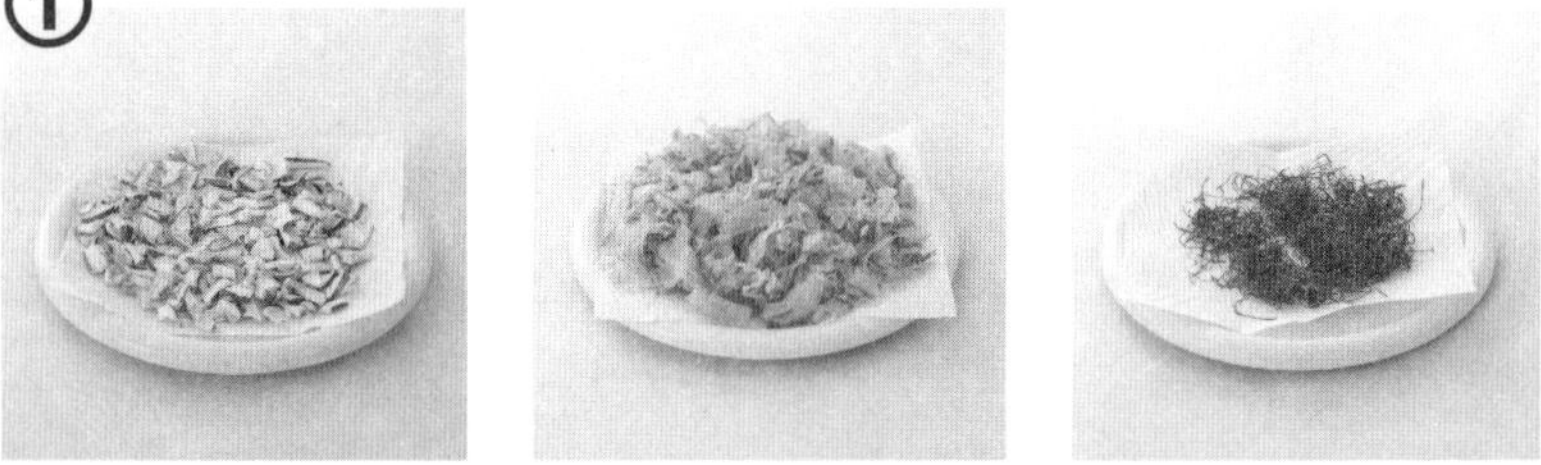

耐熱皿にキッチンペーパーを敷き、割った干し椎茸を広げる。かつおぶし、刻み昆布も同様に。

②

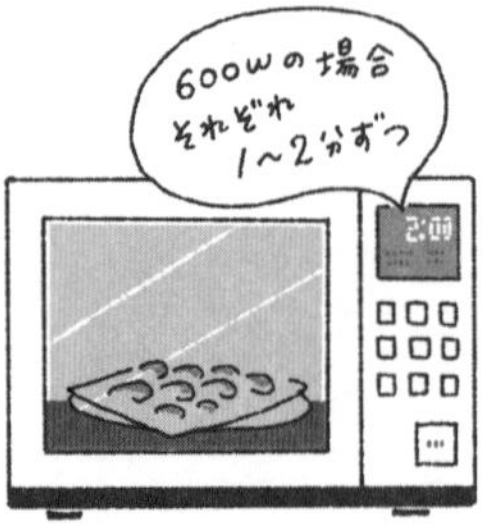

それぞれ電子レンジ（600W）で１〜２分ほど加熱。箸でくずれるようになれば０Ｋ。くずしきれなかった刻み昆布はキッチンばさみで細かくしておく。

③

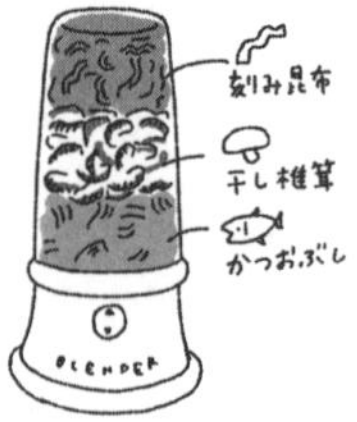

加熱したかつおぶし、干し椎茸、刻み昆布の順で材料をミキサーに入れる。

④

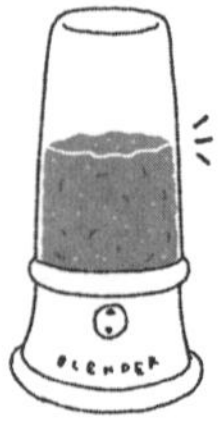

ミキサーで粉砕して粉状にする。

＼市販の粉を比率通りに合わせるだけ！／健康出汁の作り方C《ミックス編》

手順① 3種類の材料の粉を用意する

干し椎茸の粉、かつおぶしの粉、昆布の粉は、いずれも市販されています。この3種の粉を入手して、黄金比率通り（44ページ参照）の分量を合わせるだけでも健康出汁ができます。

ただし、干し椎茸の粉だけは炒って、完全に水分を飛ばしてから使用します。

かつおぶし粉は食料品店などでも入手しやすいのですが、干し椎茸の粉と昆布の粉は置いていないところも多いようです。インターネット通販なら、いずれも簡単に入手できます。

手順②　3対2対1の割合で用意する

60gの健康出汁を作る場合は、干し椎茸粉30g（大さじ約7.5杯）、かつおぶし粉20g（大さじ約4杯）、昆布粉10g（大さじ約1杯）を用意します。

または、重量比で3対2対1となる自由な量でもOKです。

手順③　干し椎茸粉を炒ったあと、3種類の粉をよく混ぜる

弱火にかけたフライパンに干し椎茸粉を入れ、焦げないように混ぜながら、香ばしい匂いがするまで炒ります。炒り上がったら、器に盛って冷まします。

冷ました干し椎茸粉と、それぞれ分量のかつおぶし粉、昆布粉を合わせ、よく混ぜればできあがりです。

よく混ぜ合わせて、密閉容器に入れて冷蔵庫に保存しましょう。

市販の粉で健康出汁を作る

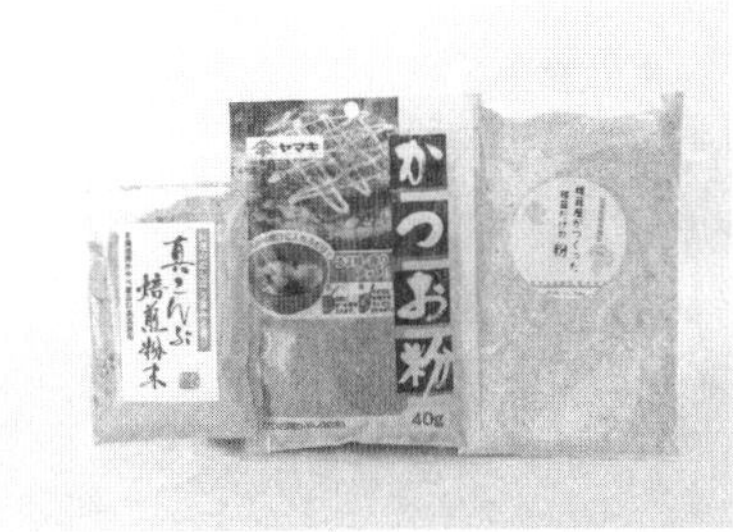

左から、昆布の粉、かつおぶしの粉、干し椎茸の粉。

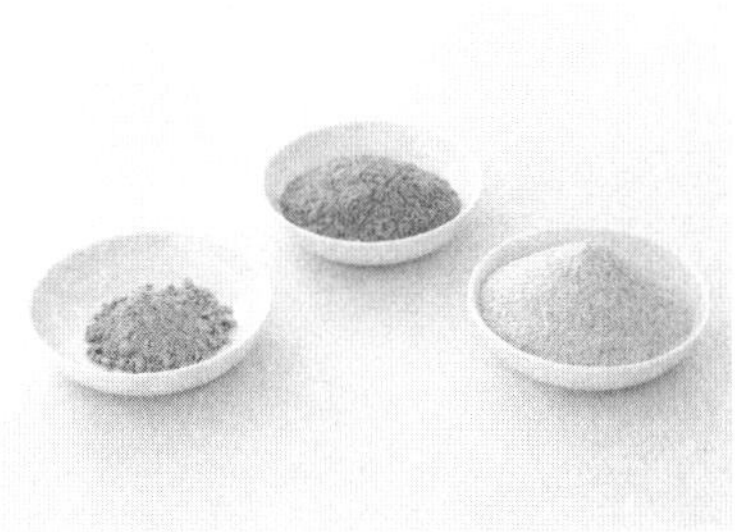

60gの健康出汁を作る場合は、（写真左から）昆布粉10g、かつおぶし粉20g、干し椎茸粉30gを用意。

▼

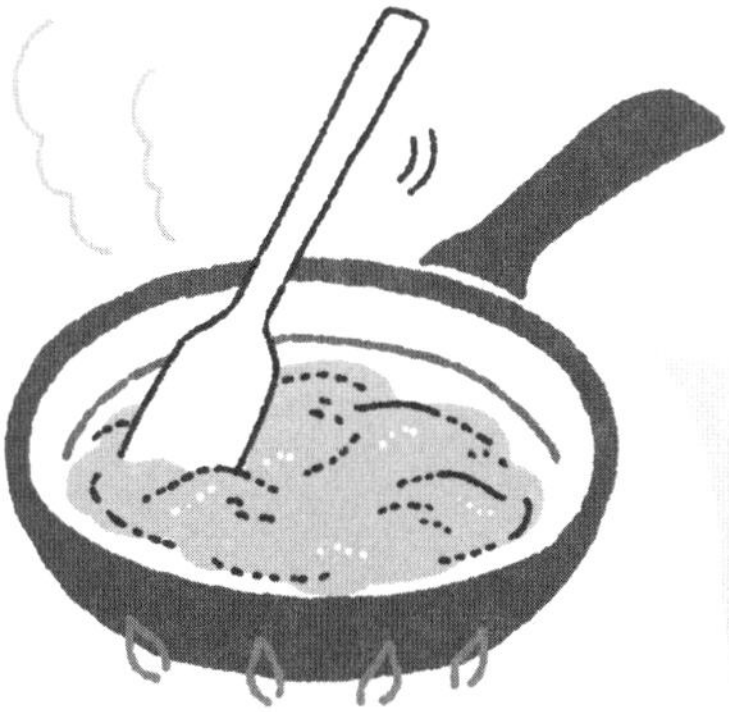

干し椎茸の粉をフライパンで炒って冷ます。

3種類の粉をよく混ぜ合わせれば完成！密閉容器に入れて冷蔵庫に保存する。

＼まとめて作って冷凍もOK／

健康出汁の上手な保存法

冷凍で出汁キューブを作っておくと便利！

できあがった健康出汁は、前述の通り、密閉容器やふた付きのビンなどに入れ、冷蔵庫で保存してください。冬なら冷暗所でもかまいませんが、冷蔵しておくほうが安心です。条件にもよりますが、**冷蔵で2週間程度は保存できます。**容器は熱湯消毒し、しっかり乾いた清潔なものを使いましょう。

まとめて作って、長く保存したいときは冷凍保存がおすすめです。健康出汁を製氷容器に入れて凍らせ、出汁キューブにしておくと、そのままお湯を注ぐだけで飲むことができ、みそ汁などにも入れられます。

冷凍で1カ月ほど、保存できます。

出汁キューブの作り方

①

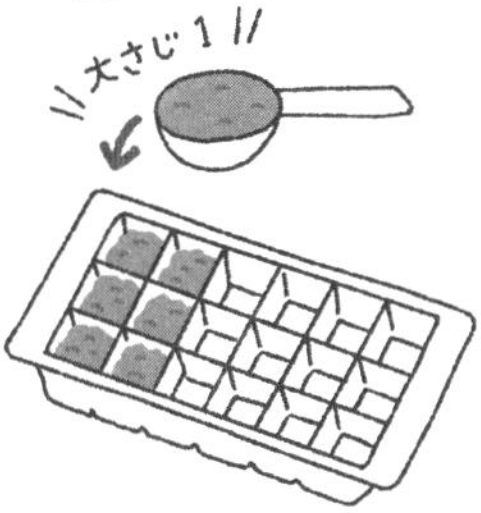

製氷容器のひとマスに健康出汁を大さじ１杯ずつ入れる。

②

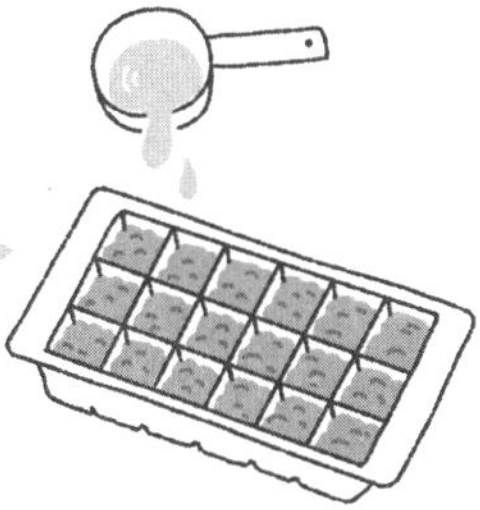

出汁の上からひとマスに水大さじ１杯ずつを加える。

③

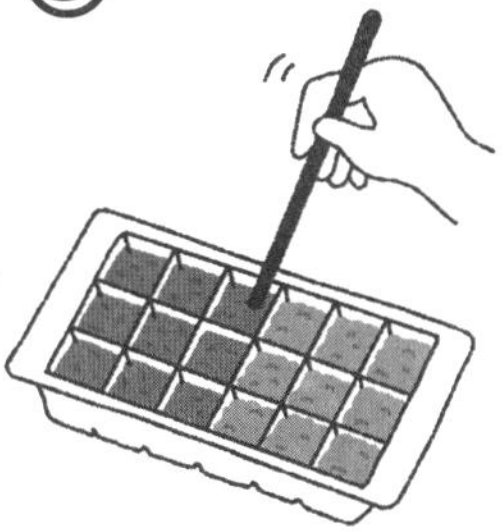

箸などで混ぜて均一にしたあと冷凍庫で凍らせる。

※ひとマスに大さじ１の分量が入りきらないときは、ひとマスに出汁・水とも大さじ半分ずつ入れ、２個ずつ使う。

冷凍庫で保存すれば
１カ月ほど持つ！

出汁キューブの使い方

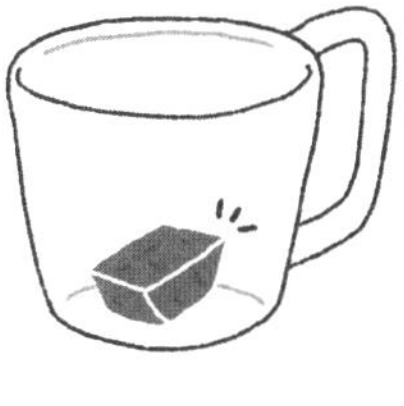

出汁キューブ１つをマグカップなどに入れる。

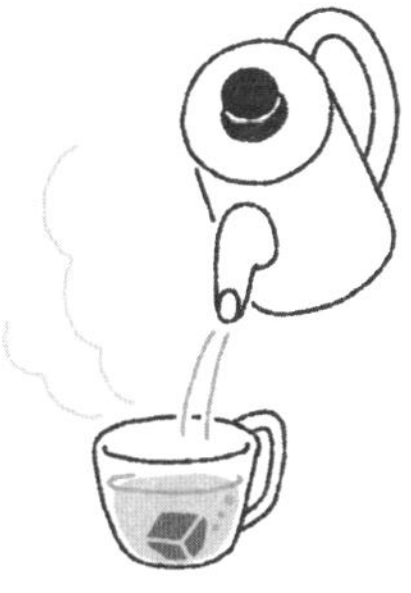

お湯150～200mlを加え、よくかき混ぜて飲む。みそ汁などにそのまま入れてもＯＫ。

健康出汁の摂り方　基本&簡単レシピ

基本はお湯に溶いて飲むだけ

健康出汁の基本の摂り方は、大さじ1杯を150〜200mlのお湯で溶いて飲むだけ。毎日の習慣として飲むと効果的です。出汁の風味で塩などを足さなくても十分おいしく、飽きずに続けられます。出汁の粉が沈殿《ちんでん》するので、混ぜながら全部飲みましょう。

健康出汁の摂り方は、「飲む」だけでなく、「かける」「混ぜる」といった3つのアレンジが可能です。

「飲む」＝お湯に溶いて飲むという基本の摂り方をはじめ、みそ汁やスープなどに加えて飲む方法。とても手軽に健康出汁が摂れます。

「かける」＝いろいろな物に振りかける方法。ご飯はもちろん、冷や奴や湯豆腐、おひたし、煮物、炒め物など、何にでもかけておいしさと健康効果アップ。

「混ぜる」＝みそや梅のペースト、白和《しらあ》え、酢の物といった和風の料理はもちろん、マヨネーズやソース、オリーブオイルなど、洋風の調味料に混ぜてもおいしいので、ぜひお試しください。64ページからは、おすすめの健康出汁レシピをご紹介します。

健康出汁の基本の摂り方

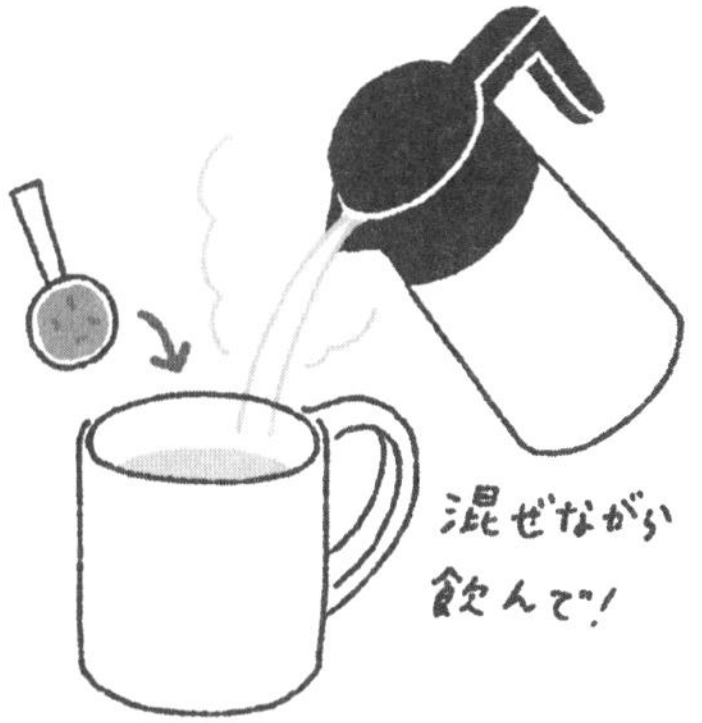

大さじ1杯の健康出汁に150～200mlの熱湯を注いで混ぜる。混ぜながら全部飲む。

健康出汁の3つの摂り方

\ 飲む /

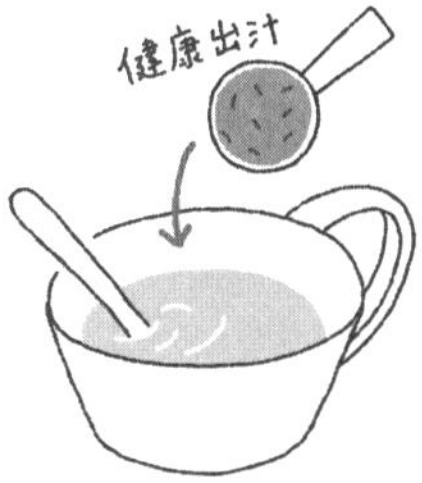

\ かける /

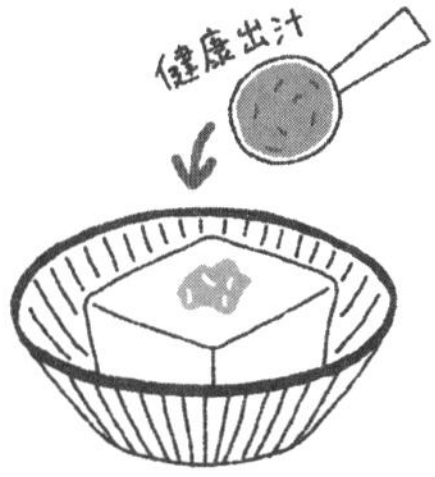

\ 混ぜる /

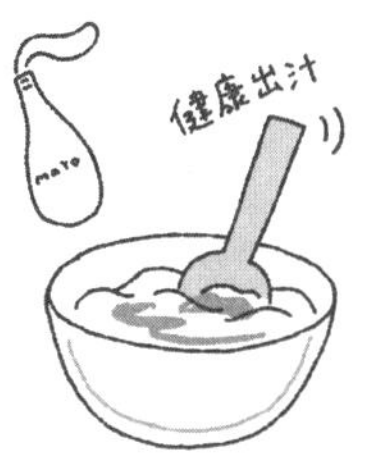

\具と出汁で免疫アップ/

きのこたっぷりみそ汁

材料（2人分）

椎茸…30ｇ
しめじ…30ｇ
えのき茸…50ｇ
なめこ…50ｇ（約1/2パック）
水…300ml
健康出汁…大さじ１
みそ…大さじ１

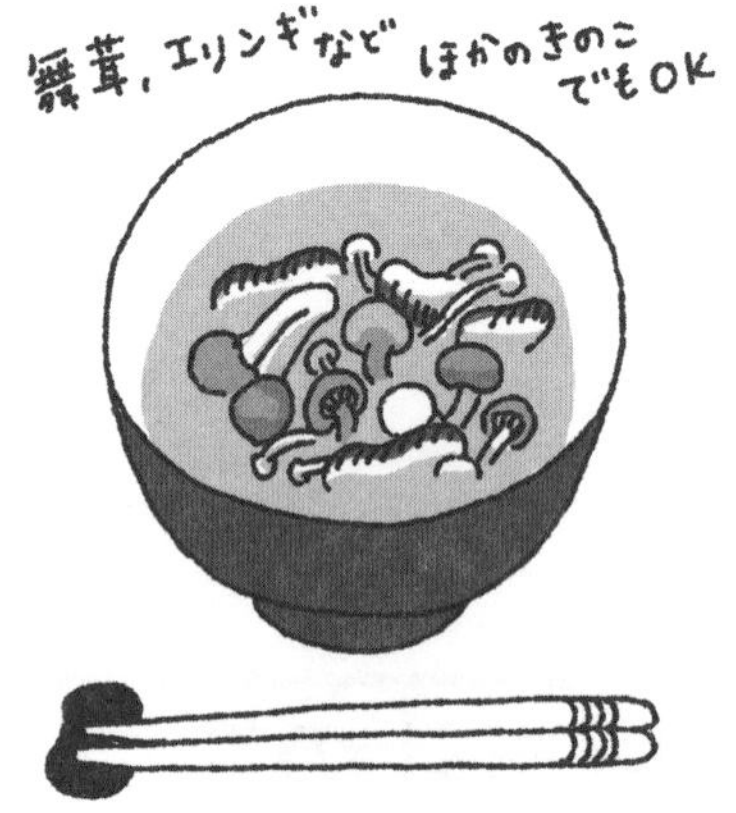

作り方

1 椎茸、しめじ、えのき茸は石づきをとる。しめじはほぐし、椎茸・えのき茸は食べやすく切る。

2 鍋に水と健康出汁を入れて中火にかけ、煮立ったら1となめこを加える。火が通ったら弱火にしてみそを溶き入れ、火を止める。

\健康ポイント/

椎茸をはじめとするきのこ類には、免疫を高めるビタミンDとβ-グルカンが豊富。健康出汁とのW効果で免疫を高めましょう。疲労回復や便通促進効果も。

汁物

\ササッと作れるヘルシー汁/

とろろ昆布と梅干しのお吸い物

材料（2人分）

とろろ昆布…40ｇ（大さじ4）
梅干し（大粒）…１個
しょうゆ…大さじ1/2
健康出汁…大さじ２
熱湯…300ml

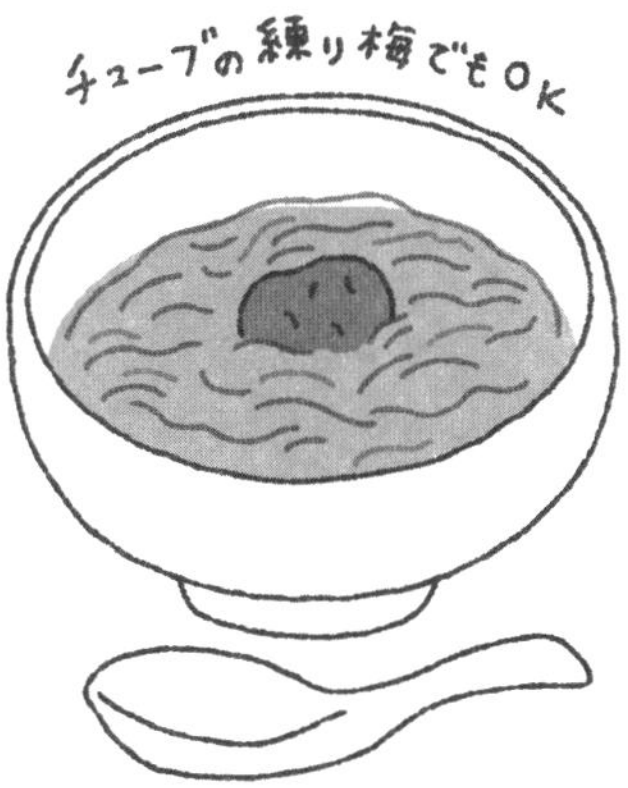

作り方

1 器を２つ用意し、それぞれに１人分ずつ（材料の半量）の健康出汁、とろろ昆布、くずした梅干し、しょうゆを入れる。

2 熱湯150mlずつを注ぎ入れて混ぜる。

\健康ポイント/

梅干しに豊富なクエン酸には、すぐれた疲労回復効果があります。昆布は腸内環境を整え、むくみとりにも役立ちます。手早くできて健康作りに役立つ一品。

\疲労回復にぴったり/

中華風元気スープ

材料（2人分）

しめじ…40ｇ
にら…20ｇ
もやし…50ｇ（約1/4袋）
水…400ml
A
健康出汁…大さじ１
ごま油・・・小さじ１
しょうゆ…小さじ２
塩・こしょう…少々
卵…１個

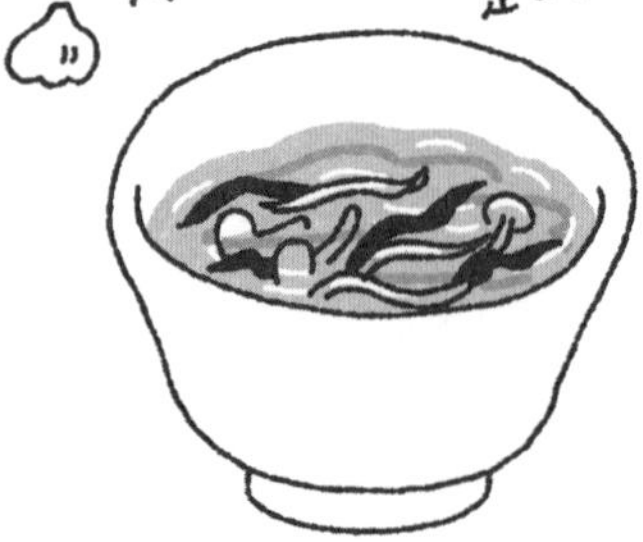
にんにくのみじん切りか
ペーストをお好みで
足しても◎

作り方

1 しめじは石づきをとってほぐし、にらは食べやすく切る。
2 鍋に水を入れて火にかけ、沸騰したら1ともやしを入れてひと煮立ちさせる。
3 Aを入れて混ぜ合わせる。
4 溶き卵を回し入れ、火を止める。

\健康ポイント/

にらのにおいのもとである硫化アリルは疲労回復を促します。健康出汁との組み合わせで滋養強壮にも効果的。ごま油と野菜で便秘改善効果も期待できます。

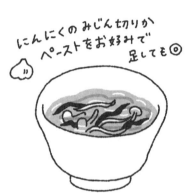

汁物

\野菜がたくさん摂れる/
出汁風味ミネストローネ

材料（2人分）

じゃがいも…小1個
たまねぎ…中1/2個
キャベツ…100g
トマト…小1個
にんじん…4本
ベーコン…1枚
オリーブオイル…適量
水…300ml
健康出汁…大さじ1
ケチャップ…小さじ2
塩・こしょう…少々

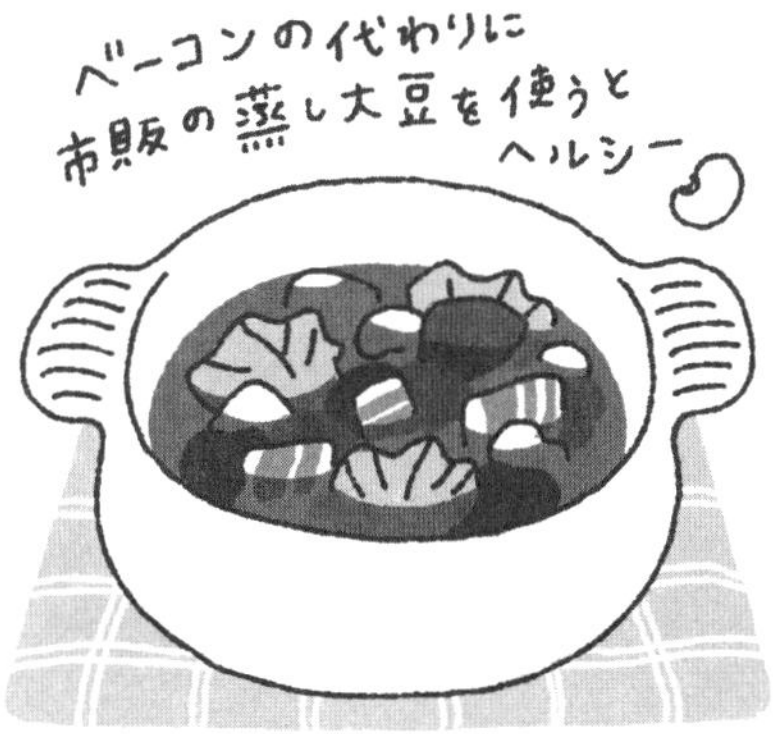
ベーコンの代わりに
市販の蒸し大豆を使うと
ヘルシー

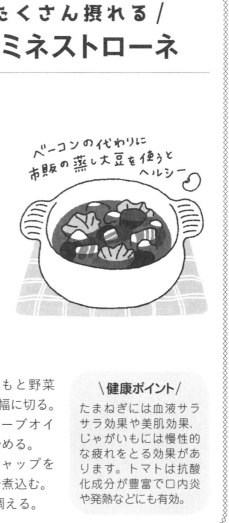

作り方

1 皮をむいたじゃがいもと野菜は1cm角、ベーコンは1cm幅に切る。
2 鍋を火にかけ、オリーブオイルを熱し、1の材料を炒める。
3 水と健康出汁、ケチャップを加えて柔らかくなるまで煮込む。
4 塩・こしょうで味を調える。

\健康ポイント/

たまねぎには血液サラサラ効果や美肌効果、じゃがいもには慢性的な疲れをとる効果があります。トマトは抗酸化成分が豊富で口内炎や発熱などにも有効。

＼あっさりなのに深い味わい／

鶏肉の和風ハンバーグ

材料（2人分）

A
- 鶏むね肉のひき肉…300ｇ
- たまねぎのみじん切り…1/4個分
- パン粉…1/2カップ
- おろしやまいも…大さじ２
- 健康出汁…大さじ１
- 塩・こしょう…少々

油…適量
おろしだいこん…160ｇ
ポン酢…適量

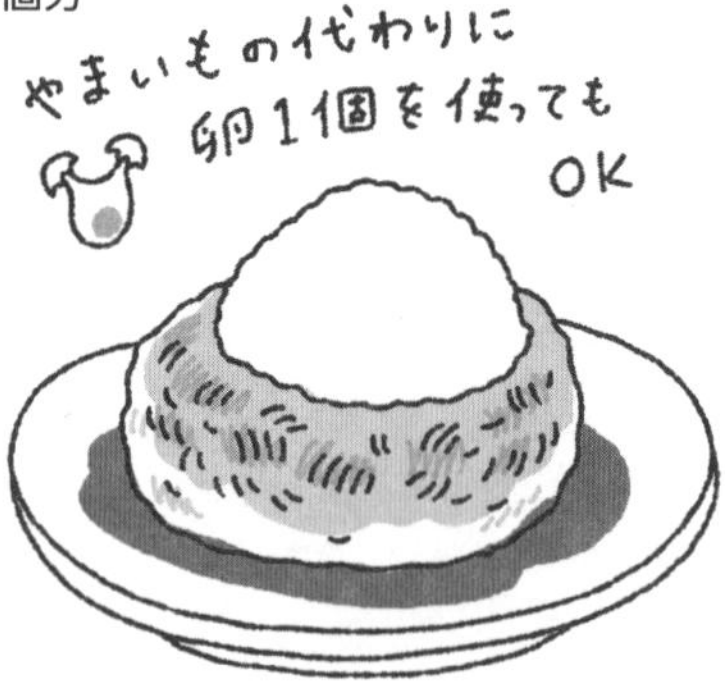

作り方

1 ボウルにAを入れてよく混ぜ、小判型に整える。

2 フライパンを強火で熱し、油をしいて1を焼く。焼き目がついたら裏返し、ふたをして弱火にし、火が通るまで（竹串を刺して透明の汁が出るまで）焼く。

3 おろしだいこんとポン酢でいただく。

＼健康ポイント／

鶏むね肉には、腎機能を高め、老化を抑制する効果が。やまいもは「山薬」として生薬にも使われている食材で、滋養強壮やのどの症状の緩和に効果的です。

おかず

＼いつもの刺身が変身／
白身魚の出汁まぶし

材料（2人分）

白身魚の刺身
（タイ、ヒラメなど）…300ｇ
健康出汁…大さじ1
だいこん…160ｇ
しょうゆ…適量

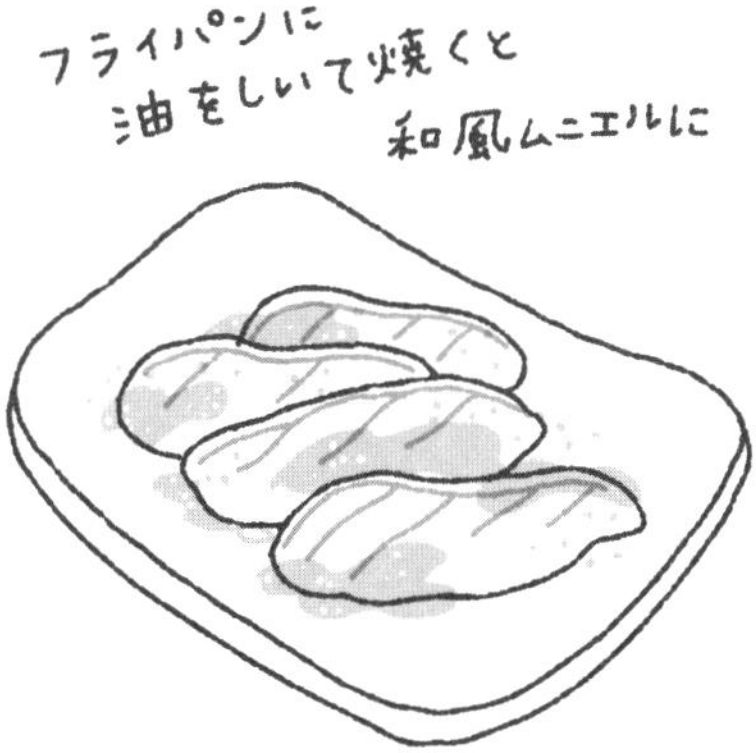
フライパンに
油をしいて焼くと
和風ムニエルに

作り方

1 刺身の両面に、健康出汁をまぶすようにつける。

2 だいこんをせん切りにし、冷水にさらして水気を切る。

3 器に2と刺身を盛り、しょうゆでいただく。

＼健康ポイント／

良質なたんぱく質が摂れる白身魚の味わいと栄養価を健康出汁でさらにアップ！　タイには、むくみや鼻水、湿疹などの改善促進効果もあるとされています。

おかず

\野菜と大豆のハーモニー/

濃厚出汁味の白和え

材料（2人分）

豆腐…1/2丁
舞茸…１パック
にんじん…中ｇ1/4本
えだまめ…30粒ほど
健康出汁…大さじ１
しょうゆ…小さじ1/2
塩…少々

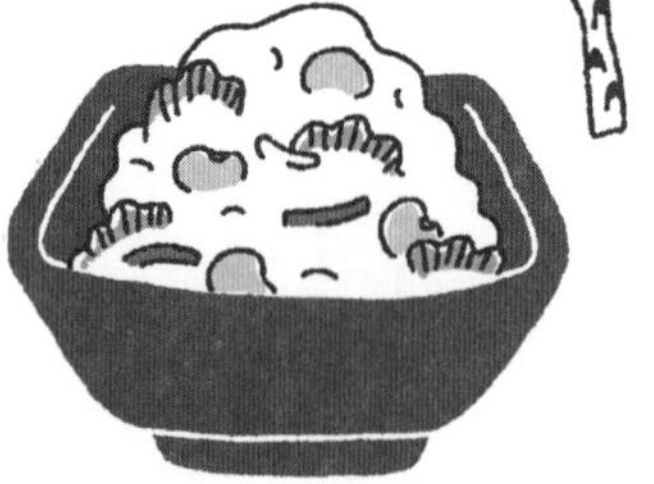
しめじや
えのき茸
アスパラガスなどを
使ってもGood

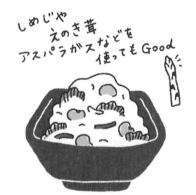

作り方

1 豆腐はキッチンペーパーで包み、上に重みのある皿を伏せて置き、20～30分置いて水気を切る。
2 舞茸は小分けに、にんじんは細切りにし、えだまめとともに塩ゆでして水気を切る。えだまめは房から出しておく。
3 ボウルに1と健康出汁、しょうゆ、塩を入れてよく混ぜ、2を和える。

\健康ポイント/

豆腐は倦怠感の改善効果と、女性ホルモン様作用を持つイソフラボンが豊富で、とくに女性の健康増進におすすめ。えだまめはめまいやかすみ目に有効です。

おかず

\ 栄養バランス抜群 /

彩り出汁巻き卵

材料(2人分)

卵…3個
小ねぎ…2本
干しエビ…4g
健康出汁…大さじ1
水…大さじ2
酒…小さじ1
しょうゆ…大さじ1/2
塩…少々
油…適量

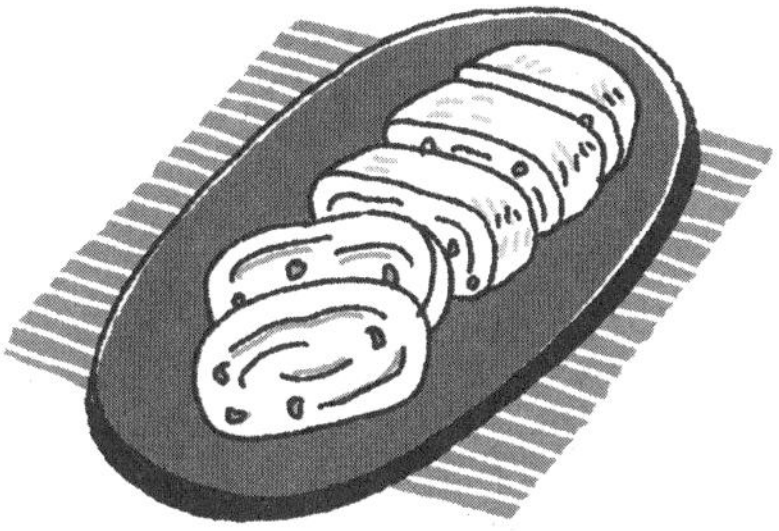

作り方

1 小ねぎは小口切りにする。
2 健康出汁を水に混ぜておく。
3 器に卵を割りほぐし、1と干しエビ、2、酒、しょうゆ、塩を混ぜ合わせる。
4 卵焼き器を火にかけて油をしき、3の卵液を少量ずつ流し入れ、巻きながら焼く。

\健康ポイント/

たんぱく質やビタミン類、カルシウムなどがバランスよく摂れる一品。干しエビには足腰のだるさをとる効果も。健康出汁で手早くできて味と栄養価アップ!

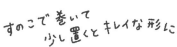

＼出汁で野菜を味わう／

具だくさん焼きうどん

材料（2人分）

キャベツ…３枚
にんじん…中1/4本
豚肉（細切れ）…120ｇ
もやし…1/2袋
うどん…２玉
酒か水…1/2カップ
健康出汁…大さじ２
しょうゆ…小さじ2
塩・こしょう…少々

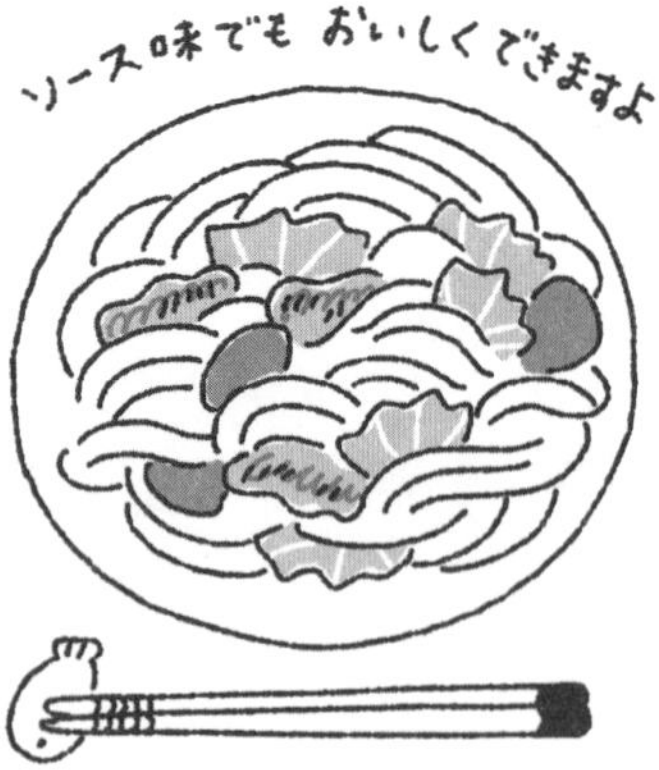

作り方

1 キャベツはざく切り、にんじんは薄切りにする。
2 フライパンを中火で熱して油をしき、豚肉を炒め、1ともやしを加えて塩・こしょうする。
3 うどんを入れ、酒か水を加えてほぐし、さらに炒める。健康出汁としょうゆを振り混ぜる。

＼健康ポイント／

キャベツに豊富なボロンという成分は、健康増進や老化の抑制に効果的。にんじんは胃の不調や食欲不振の改善に役立ちます。単品でも栄養バランス抜群。

主食

\洋風料理と和風出汁のコラボ/
トマトチーズリゾット

材料（2人分）

トマト…中2個
たまねぎ…中1/2個
油…適量
水…200ml
健康出汁…大さじ2
ご飯…２杯分
溶けるチーズ…80ｇ
塩・こしょう…適量

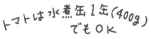

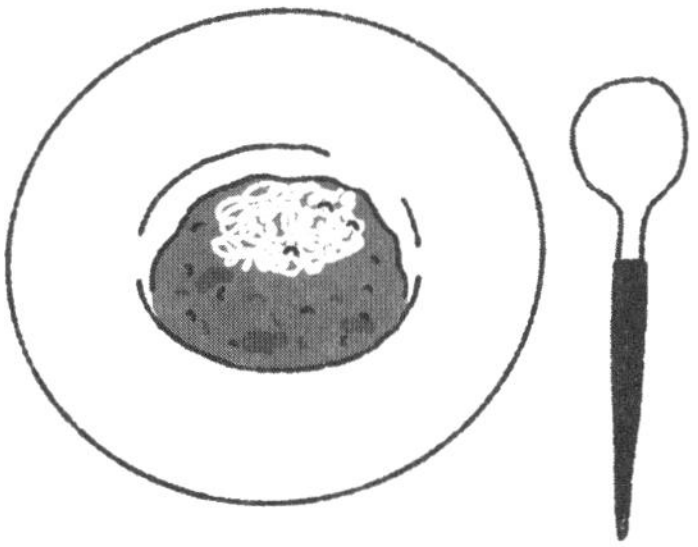

作り方

1 トマトは１㎝角に切り、たまねぎはみじん切りにする。

2 フライパンを中火にかけて油をしき、たまねぎを炒める。トマト、水、健康出汁を入れて煮立たせる。

3 ご飯を加え混ぜ、塩・こしょうしてチーズを入れる。ふたをして弱火にし、チーズが溶けたら完成。

\健康ポイント/

トマトには抗酸化成分のリコピンが豊富。チーズは、咳や痰といったのどの症状に効果的。洋風料理も健康出汁でよりおいしくなり、栄養価も高まります。

\塩分控えめでもしっかり味/

出汁しょうゆの焼きおにぎり

材料（2人分）

健康出汁…大さじ1
しょうゆ…大さじ2
みりん…小さじ1
ご飯…2杯分
油…適量

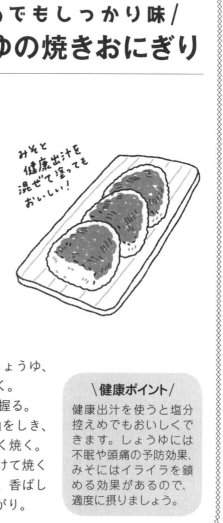

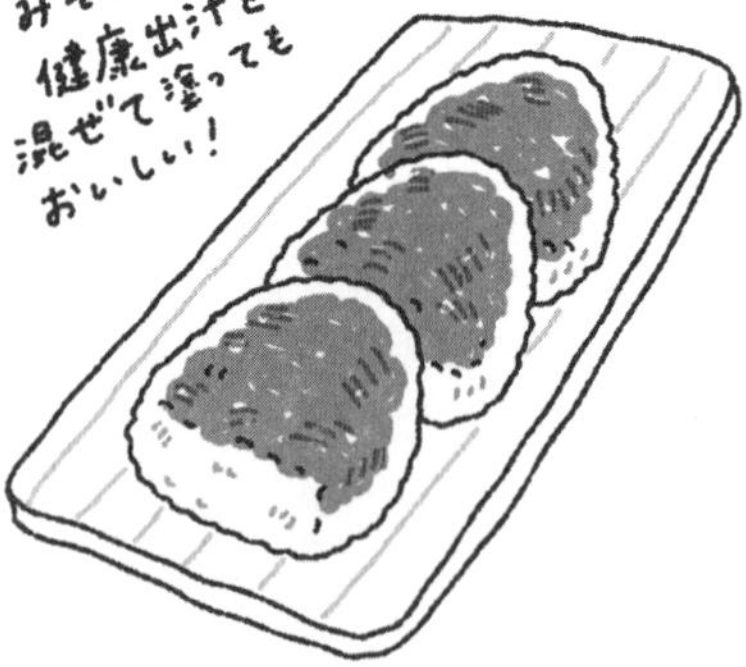

作り方

1 ボウルに健康出汁としょうゆ、みりんを入れて混ぜておく。
2 ご飯でおにぎり2個を握る。
3 フライパンを熱して油をしき、弱火にして2の両面を軽く焼く。1をおにぎりの両面につけて焼くことを2～3回くり返す。香ばしく焼き上がったらできあがり。

\健康ポイント/

健康出汁を使うと塩分控えめでもおいしくできます。しょうゆには不眠や頭痛の予防効果、みそにはイライラを鎮める効果があるので、適度に摂りましょう。

主食

\出汁を混ぜたとろろが絶品/
うま味たっぷり山かけ丼

材料（2人分）

ご飯…どんぶり2杯分
マグロぶつ…200ｇ
やまいも…200ｇ
健康出汁…大さじ2
しょうゆ…適量

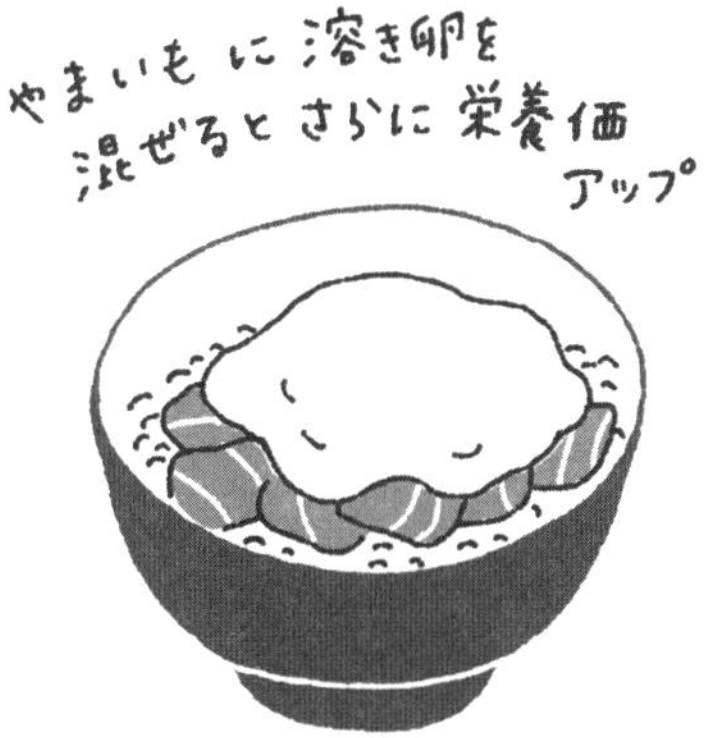
やまいもに溶き卵を
混ぜるとさらに栄養価
アップ

作り方

1 やまいもは皮をむいてすり、健康出汁を入れてよく混ぜておく。
2 ご飯を2つのどんぶりに盛り、マグロぶつを100ｇずつ載せる。
3 それぞれのどんぶりに、1を半量ずつかける。しょうゆ少量をかけていただく。

\健康ポイント/
マグロには動脈硬化の抑制や抗アレルギー作用を持つDHAやEPAが豊富。やまいもには滋養強壮効果があります。健康出汁で手早くおいしく健康増進！

健康出汁にチョイ足しで効果&味わいアップ

体調に合わせて＋αでより効果的に

健康出汁の基本の摂り方は、62ページでご紹介した通り、お湯で溶いて飲む方法です。シンプルですが、とてもおいしく、手軽に健康効果が得られるので、ぜひ毎日の習慣にしてください。

ちょっと**変化をつけたいときには、香辛料や調味料など、手軽に摂れる食材を加える**のもよい方法。そうすれば、味のアクセントになるうえ、健康効果もアップします。飽きずに楽しく、より効果的に健康出汁が摂れます。

そんな「チョイ足し食材」12種を、主要な健康効果とともにご紹介します。香辛料は少量ずつ入れて試し、ねぎや大葉は刻んで加えてください。その日の気分や体調に合わせて、＋αでよりおいしく、より効果的に健康出汁を活用しましょう。

チョイ足し食材

\ 鼻づまりに /

わさび

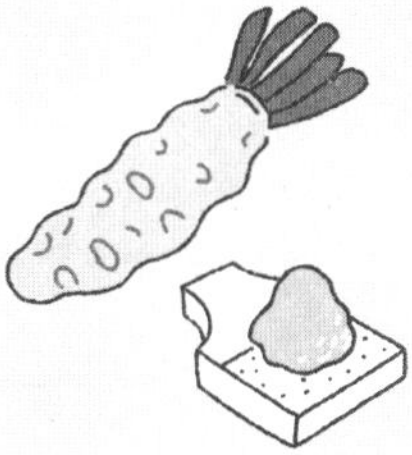

わさびには抗菌や血行促進作用などの薬効があります。鼻に抜ける特有の辛味には、鼻づまりの改善効果も。風邪や花粉症のときの鼻症状にお試しください。

\ 疲れたときに /

梅干し

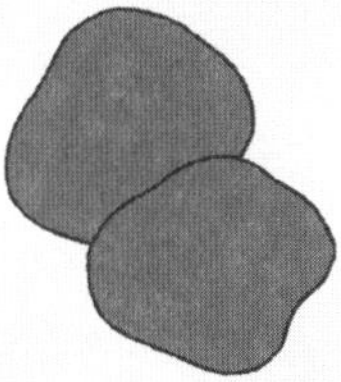

梅干しの酸っぱさのもと、クエン酸が疲労回復効果を発揮します。柔らかい梅干しをくずして加え、食べながら飲みましょう。練り梅ペーストを利用してもOK。

\ 風邪のひきはじめに /

しょうが

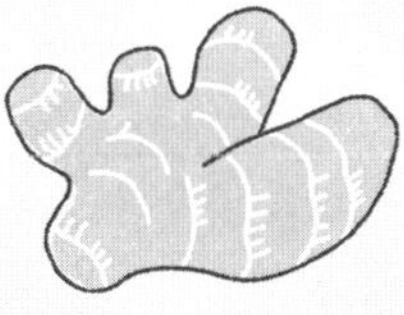

しょうがに豊富なジンゲロール、それが加熱されてできるショウガオールには、保温作用、血行促進作用、殺菌作用などがあります。風邪のひきはじめにおすすめ。

\ 二日酔いのときに /

すりごま

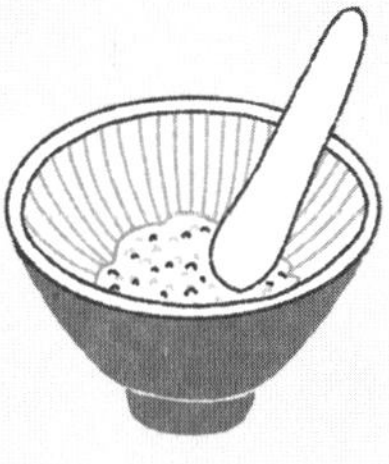

ごまには抗酸化作用や肝機能の改善作用を持つセサミンが豊富。そのため、すりごま入り健康出汁は二日酔いに最適です。小腹がすいたときのおやつ代わりにも。

チョイ足し食材

＼胃腸の不調に／

こしょう

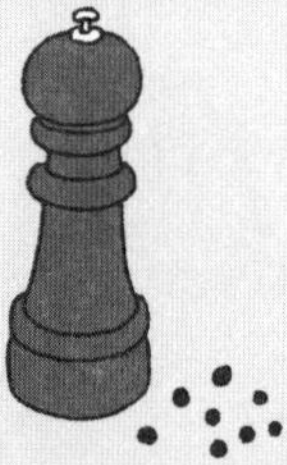

こしょうに含まれるピペリンは、消化管の働きを促すので、胃腸の不調に効果的。血管を拡張して冷えも改善します。エネルギー代謝を高めてダイエットにも有効。

＼むくみとりに／

七味唐辛子

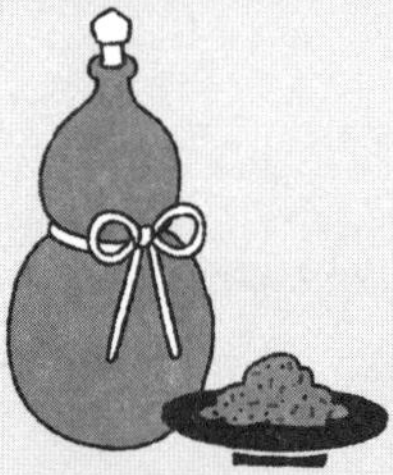

唐辛子に豊富なカプサイシンには、末梢血管を拡げて血圧を下げる働きや、粘膜を丈夫にする働きがあります。代謝を活発にしてむくみをとるのにも役立ちます。

＼免疫力UPに／

ねぎ

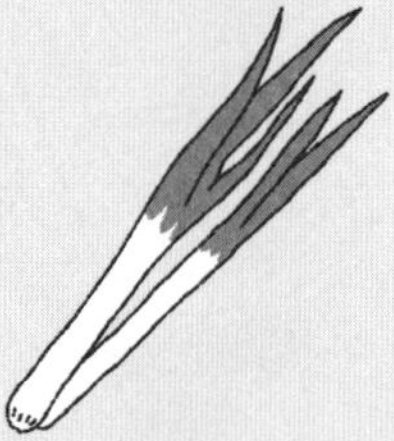

ねぎに豊富な硫化アリルには、血液サラサラ効果とともに、強い殺菌・抗菌作用があり、免疫力のアップに役立ちます。風邪などの感染症を予防したいときに。

＼冷え性に／

シナモン

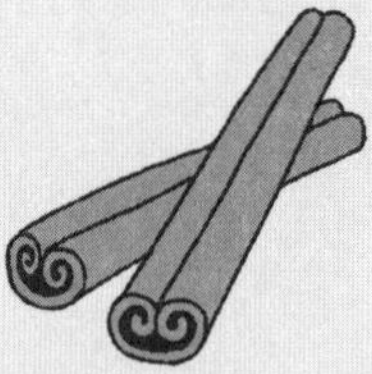

シナモンは抗酸化作用や抗炎症作用を持つ複数の成分を含むほか、毛細血管の修復作用や血行促進作用などを持っています。そのため、冷え性の改善に効果的。

チョイ足し食材

\ストレスの強いときに/

緑茶

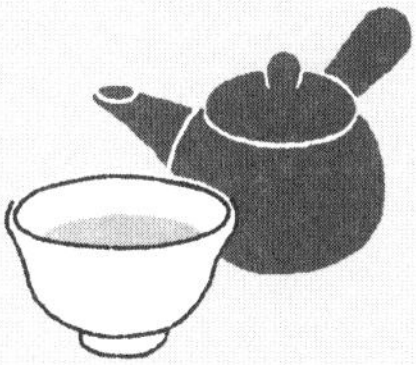

緑茶は、抗酸化作用を持つカテキンやリラックス効果を持つテアニンが豊富で、ストレス対策におすすめ。緑茶で健康出汁を溶かすか、少量の粉茶を加えましょう。

\ 食中毒予防に /

大葉（青じそ）

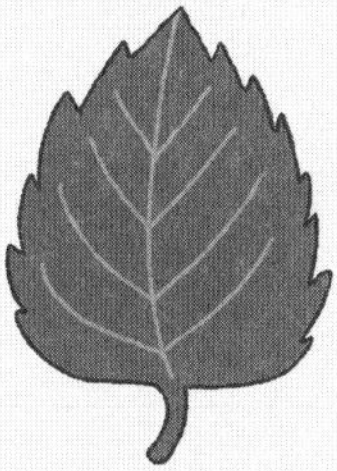

抗菌作用にすぐれている大葉は、食中毒予防に役立ちます。ビタミン類が豊富で、強い抗酸化作用も発揮します。抗アレルギー作用があり、花粉症などの対策にも。

\ 眠け覚ましに /

粉山椒《こなざんしょう》

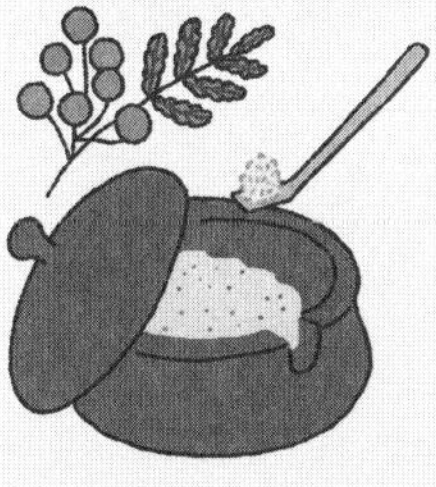

山椒には、眠け覚まし、食欲増進、下痢・腹痛の改善といった効用があります。眠けをとってシャキッとしたいときには、健康出汁に粉山椒を加えると効果的。

\ 肩こり改善に /

柚子《ゆず》

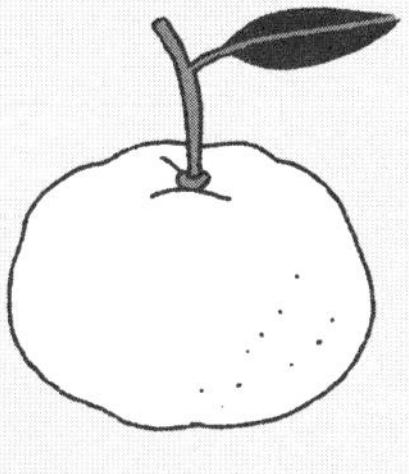

柚子は血流促進作用を持ち、肩こりの改善に効果的。冷え性にもおすすめ。柚子の皮を細かく刻んで入れるか、果汁を搾りましょう。柚子こしょうを利用しても。

ここが知りたい

健康出汁 Q&A ③

Q 健康出汁の粉残りが気になります。

A 一緒に摂るのがおすすめですが、気になる場合は濾《こ》してもOK。

健康出汁は、天然素材を粉状にして作るので、どうしても完全にはお湯に溶けきれずに、粉が沈殿します。

それも含めて摂るのがおすすめですが、どうしても気になる場合や、料理に使うときに除きたいと思うこともあるでしょう。

その場合は、お湯で溶いたあとに茶こしで濾したり、不織布のお茶パックなどに入れて使ってもいいでしょう。ただし、毎回濾してしまうと、せっかくの有効成分を摂り逃してしまうことになるので、特別な場合だけ濾すようにしましょう。

Q 健康出汁で順調に減っていた体重が、ある時期から減らなくなったのですが……。

A 順調にダイエット効果が出ていることの現れでもあります。

健康出汁によるダイエットに限らず、ダイエット中はある程度体重が落ちると、停滞期に入ることがよくあります。体の防衛本能として、省エネモードに入るからです。

もともと体には、自動的に一定の体重を保つ仕組みがあり、その数値はセットポイントと呼ばれています。ダイエット中は、それを乗り越えて体重を落とす必要がありますが、脳の満足感を促すと、セットポイントを下げやすくなるといわれています。

健康出汁は、脳を満足させる成分を多く含むので、停滞期になっても、続けていれば、やがて抜け出せます。停滞期への突入は、むしろ順調にダイエット効果が出ていることの現れととらえ、ぜひ引き続き健康出汁を摂ってください。

第4章

症状別「健康出汁」のアレンジ術

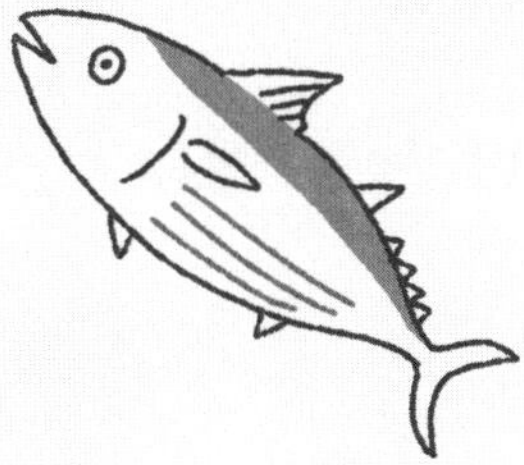

さまざまな病気や症状の対策として役立つ健康出汁。とくに予防・改善したい病気・症状がある場合、目的に応じた特効食材と組み合わせれば、より効果的です。さまざまな病気や症状の解説とともに特効食材をご紹介します。

高血圧

健康出汁で減塩しつつ効果的な食品を摂る

現在、**日本人の死因の第2位は心筋梗塞《しんきんこうそく》などの心疾患、第3位は脳卒中（脳血管疾患）ですが、この両者のリスクを高めるのが高血圧**です。血圧が高いと、絶えず動脈壁に力が加わって血管が傷《いた》み、動脈硬化が促進され、病気のリスクが高まるのです。

最高血圧が10㎜Hg高くなると、脳卒中のリスクが男性で約20％、女性で約15％上昇するというデータがあります。同じく最高血圧が10㎜Hg上がることで、とくに男性の心疾患の発症リスクが約15％高くなることがわかっています。

血圧が高い人はまず、高血圧の最大の要因である塩分摂取を控えましょう。日本人の塩分摂取量の目安は平均1日約7gですが、高血圧の人は6g未満が目安です。健康出汁を使うと、塩分を減らしてもおいしく食べられるので、無理なく減塩できます。

また、左ページにあげるのは、高血圧の改善効果が期待できる食品です。これらを健康出汁と組み合わせて積極的に摂るようにすると、よりいっそう効果的です。

高血圧に効果的な食材

たまねぎ

血管を詰まらせる血栓の生成を防ぐ硫化アリルが豊富です。長く水にさらしたり、加熱したりすると失われる成分なので、調理に工夫を。

そば

毛細血管を強くして動脈硬化を抑制するルチンが豊富。

【健康出汁アレンジレシピ】
健康出汁＋お湯＋しょうゆや塩でおいしいそばつゆに。

アスパラガス

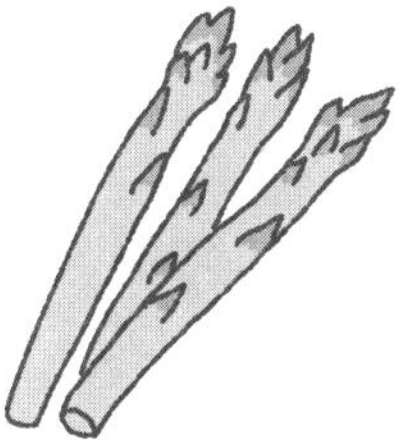

毛細血管を丈夫にして血圧を下げるルチンとともに、利尿作用による高血圧の改善効果が期待できるアスパラギン酸を豊富に含みます。

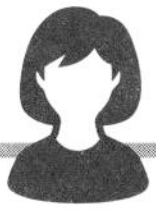

体験談

出汁で高血圧が改善！（50代女性）

10年前から血圧が上がり、最大血圧が150mmHg前後までになってしまいました。きのこやわかめ入りの出汁スープを毎日飲んでいると、濃い味を好んでいた味覚が改善され、薄味でもおいしく感じ始めました。半年で体重が９kg減って肥満が解消でき、最大血圧は正常値の130mmHg前後に戻りました。

ほかにもこんな食材が効果的!

椎茸
悪玉コレステロールの酸化を防ぎ、動脈硬化を予防。

セロリ
セロリに含まれるカリウムは、塩分の排泄を促す。

生活習慣病

糖尿病

肥満を防ぎ、食物繊維を摂るのが改善のコツ

私たちが食事をすると、そのなかの糖質がブドウ糖に分解され、血液に含まれて全身を巡ります。血中のブドウ糖（血糖）は、膵臓《すいぞう》でできるインスリンというホルモンの働きで、細胞にとり込まれて生体活動に欠かせないエネルギーになります。

糖尿病はインスリンの量や作用が不足し、細胞への糖のとり込みが悪くなり、血糖値が上がる病気です。1型と2型がありますが、大部分は生活習慣病である2型です。

高血糖が続くと、細い血管や神経の障害が進みます。最終的には失明にいたる網膜症、足の切断を余儀なくされる場合がある足の壊疽《えそ》（一部の組織が死んだ状態になること）、人工透析が必要になる腎症《じんしょう》などの合併症が起こります。

糖尿病の予防・改善には肥満を防ぎ、血糖値を下げる作用がある食物繊維をしっかり摂ることが大切です。椎茸や昆布の食物繊維を含む健康出汁は、そのためにおおいに役立ちます。左ページにあげる食材を、健康出汁と一緒に摂るとさらによいでしょう。

糖尿病に効果的な食材

こんにゃく

豊富に含まれる水溶性食物繊維のグルコマンナンが、腸の内容物を吸着して糖の吸収速度を遅くし、食後血糖値の急な上昇を抑えます。

黒豆

黒豆に含まれるトリプシンインヒビターなどの酵素には、インスリンの分泌を促したり、その働きを高めたりする作用があります。

ごぼう

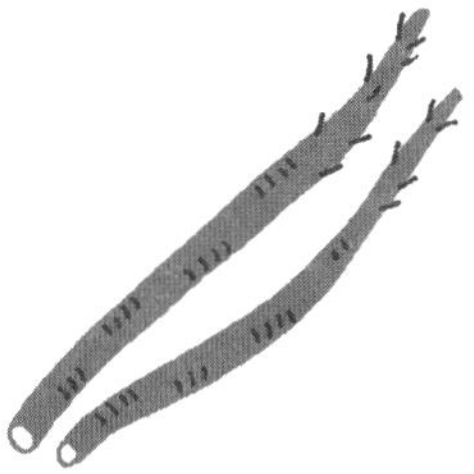

ごぼうに多い不溶性食物繊維は、糖の吸収を抑え、血糖値の上昇を防ぎます。コレステロールの排泄を促し、動脈硬化を防ぐ働きも。

column

インスリンに似た作用で注目される「きくいも」

血糖値を下げる食品として、最近、注目されているのが「きくいも」です。いもといっても、でんぷんはほとんど含まれず、イヌリンという食物繊維が豊富。そのイヌリンに、血糖値の上昇抑制作用やインスリンに似た働きがあるとされます。生産地以外ではあまり出回っていませんが、通販もされているので、糖尿病対策に役立てては？

ほかにもこんな食材が効果的！

舞茸

不溶性食物繊維が多く、糖の吸収と血糖値の上昇を抑える。

卵

卵のたんぱく質が糖質を包みこみ、血糖値の急激な上昇を抑える。

生活習慣病

肥満（ダイエット）

「デブ味覚」をリセットして楽にやせる

第1章と第2章でも触れたように、**肥満の重要な原因の1つに味覚の問題があります。**太っている人や太りやすい人は、甘さや脂っこさ、塩分などに鈍感になっていて、無意識のうちに濃い味つけを好むようになっています。

健康出汁は、そうしたいわば「デブ味覚」になってしまっている舌をリセットし、正常な「ヤセ味覚」に戻すためにすぐれた効果を発揮します。

濃い味つけを好んでいる間は、自由に食べるとどうしても摂取するエネルギーが多くなるので、「我慢するダイエット」になります。でも、我慢はそれほど続かず、結局はリバウンドすることになりがちです。

しかし、健康出汁を使えば、太る根本原因である味覚自体をリセットできるので、我慢は不要になり、**楽《らく》に自然にダイエットできる**のです。毎日、健康出汁のスープを飲むとともに、左ページにあげるような食材を利用すれば、よりやせやすくなります。

肥満に効果的な食材

おからパウダー

市販のおからの粉末を乾燥させたもので、食物繊維と良質のたんぱく質が豊富。健康出汁の料理に加えればダイエット効果倍増です。

納豆

糖質や脂質の分解・代謝を促すビタミンB群が豊富。また低エネルギー・高食物繊維で、良質たんぱく質も摂れる天然のダイエット食。

五穀

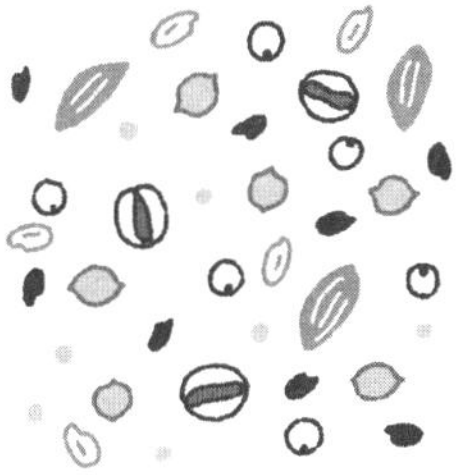

玄米、麦、はとむぎ、ひえ、粟、きび、黒米などに豊富に含まれる食物繊維が、老廃物の排出を促し、やせやすい体質作りに役立ちます。

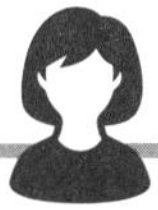

体験談

1カ月で8kg減量
（40代女性）

出産のたびに体重が増え、気がつくと73kgに（身長163cm）。出汁を活用したダイエットを始めると、こってり味が好きだった味覚が変わり、自然に食事量が減少。体重が2週間で3.3kg、1カ月で合計7kg減り、その後もやせて、最終的には計8kgの減量に成功。65kgになり、身も心も軽やかになりました。

ほかにも こんな食材が 効果的！

酢（酢の物）

酢には体の代謝を高めて、太りにくくやせやすい体質にする作用が。

緑茶

緑茶に豊富なカテキンの摂取で、脂肪代謝が活発化するという報告も。

生活習慣病

痛風

発作のもとになる尿酸を多く作らず排泄させる

突然、足の親指のつけ根などが腫《は》れて激しく痛む「痛風発作《つうふう》」。体内の代謝活動に伴って、絶えずできている尿酸が、**血中に過剰になる「高尿酸血症」を基盤として起こります。血中に溶けきれない尿酸が、結晶化して関節に沈着するのが痛風の原因**です。

通常は体内で作られる尿酸と、ほぼ同じ量が尿中に排泄されてバランスが保たれています。しかし、尿酸の生産量が増えたり、排泄機能が低下したりすると、高尿酸血症から痛風発作を起こすことになります。

その主な要因は、食べ過ぎ、強いストレス、過度の飲酒、激しい運動などです。尿酸のもとになるプリン体の摂取を減らしたほうがよいともいわれますが、**プリン体の大部分は体内で作られ、食品から入るのは1～2割**であることがわかってきました。

むしろ、**食事全体のエネルギー量を減らすことが重要**で、そのために健康出汁が役立ちます。左ページにあげるような食品で尿酸の排泄を促《うなが》せば、さらに効果的です。

痛風に効果的な食材

海藻類

尿酸の排泄は、尿の酸性化で阻害され、アルカリ化で促されます。尿をアルカリ化させるひじきやわかめなどの海藻類を摂りましょう。

いも類

里いも、じゃがいも、さつまいもなどのいも類も、尿をアルカリ化させる食品です。薄味の煮物や蒸しいもなどにし、健康出汁をかけてどうぞ。

カツオ・マグロ

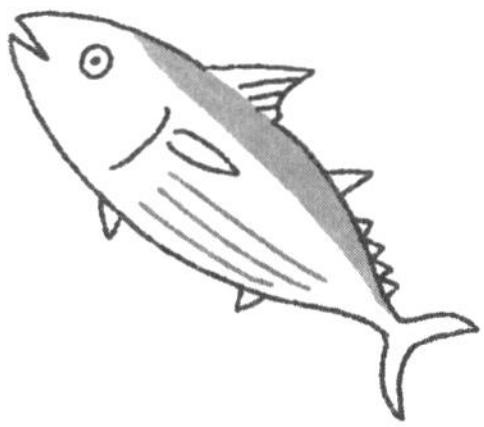

回遊魚の筋肉には、尿酸を減らす「アンセリン」という成分が含まれます。実際これで尿酸値が下がったという実験結果もあります。

column

高尿酸血症は、痛風発作が起こらなくても要注意

健康診断などで高尿酸血症と診断されても、すぐ痛風が起きるとは限りません。痛みが出るまでに数年かかることもあり、個人差もあります。しかし、放置は禁物。高尿酸血症は、糖尿病や高血圧などと合併しやすいからです。尿酸値が高いといわれたら、ここに紹介した食事を心がけて。

ほかにもこんな食材が効果的!

サケ・鶏むね肉

どちらも体内の尿酸を減らすアンセリンを多く含む。

野菜類

野菜全般に尿をアルカリ化させる働きがある。

生活習慣病

肝疾患

良質たんぱくとビタミン・ミネラルを十分摂る

肝臓は、私たちが摂った栄養素を分解・合成する「代謝《たいしゃ》」、アルコールや薬物、有害物の「解毒《げどく》」、消化液である胆汁《たんじゅう》の合成・分泌などを受け持つ臓器です。その働きは、体内の巨大化学工場といわれるほど多彩です。

肝臓は強い再生力を持ち、多少の損傷は自然に修復されます。ただし、過度の飲酒や過食、偏《かたよ》った食事など、肝臓に負担をかける食生活が続くと、肝機能が衰《おとろ》えて、「だるい、疲れやすい、食欲がない、お酒に酔いやすくなる」といった症状が出てきます。

こうした生活や症状に心当たりがあるとき、あるいは健康診断で肝機能の検査値が高いといわれたときは、早めに対策をこうじることが大切です。

その基本は、**飲酒を控え、肝臓の修復材料になる良質たんぱくやビタミン・ミネラルを十分に摂る**ことです。**健康出汁には、幅広いビタミン・ミネラルが含まれるので、肝臓を元気づけるために役立ちます。**左ページの食材とともに摂れば、より効果的です。

肝疾患に効果的な食材

あずき

あずきは良質なたんぱく質を含むうえ、漢方では解毒作用を持つ物として知られています。肝臓の解毒作用のサポートに役立ちます。

レタス

レタスは幅広いビタミン・ミネラルを豊富に含み、肝臓の健康維持に役立ちます。生だけでなく、加熱調理してもおいしく食べられます。

キャベツ

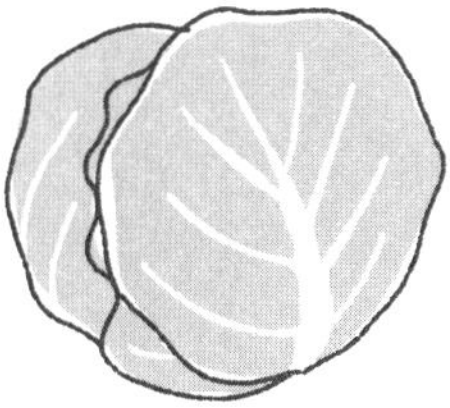

キャベツには、肝臓の働きを高めるビタミンUが含まれています。また、肝臓の解毒作用を高める物質も含まれるといわれています。

column

お酒を飲まない人にも起こる脂肪肝に注意

肝臓にダメージを与える原因といえば、お酒を思い浮かべる人が多いでしょう。確かに、ウイルスなどを除く生活習慣のなかでは、過度の飲酒は肝臓病の大きな原因です。

しかし、最近、お酒を飲まない人にも起こる「非アルコール性脂肪肝」が問題になっています。その大きな原因は過食や肥満です。

こうした脂肪肝は、以前は心配ないとされていましたが、最近、その一部が、肝炎や肝硬変、肝がんといった深刻な病気に進むことがわかってきました。

お酒を飲まない人も、過食や肥満を避けて脂肪肝にならないようにし、なったら早めに改善することが大切です。健康出汁を活用して、過食や肥満を避けましょう。

心臓疾患

食物繊維で動脈硬化を抑える

全身に血液を送るポンプとして働いている**心臓の生活習慣病としては、動脈硬化が進んで起こる狭心症や心筋梗塞が代表的**です。

これらの予防・改善には、高脂肪、高エネルギーの食事や肥満を避けることが大切です。**食物繊維を摂ると、コレステロールの吸収が抑制され、動脈硬化の進行阻止に役立ちます。**

健康出汁で肥満を予防・解消するとともに、下記の食品を積極的に摂るとよいでしょう。

なお、生薬《しょうやく》（健康食品）のツユクサは、心臓疾患に効果があるといわれています。

心臓疾患に効果的な食材

昆布

豊富な食物繊維による動脈硬化の抑制効果が期待できます。海藻を食べると、心筋梗塞のリスクが下がるという研究結果もあります。

アスパラガス

食物繊維とともに、毛細血管を丈夫にして血圧を下げるルチンなどの成分が豊富で、心臓の負担を減らすことが期待できます。

卵

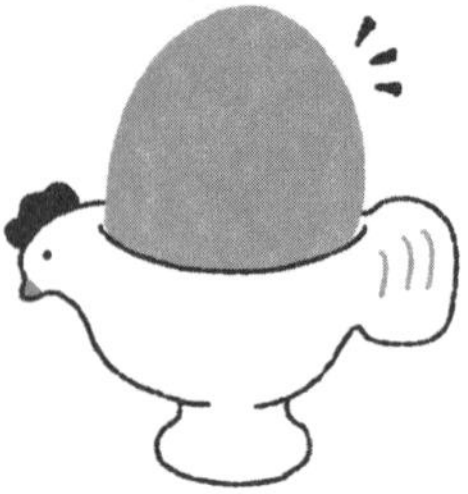

卵のレシチンは善玉コレステロールと一緒に作用して悪玉コレステロールを洗い流し、動脈硬化、ひいては心臓疾患を防ぐのに有効。

生活習慣病

腎疾患

塩分を控えて腎臓の負担減！

腎臓は、老廃物や有害物を尿として排泄するとともに、体の水分量やミネラルバランス、血圧などの調節作用を持つ臓器です。**腎臓の機能が衰《おとろ》えると、老廃物が体内に留《とど》まり、全身の機能低下が起こります。**たんぱく尿を指摘されたり、むくみが気になったりしたら、腎機能低下を疑う必要があります。

腎臓をいたわる基本は、塩分を摂り過ぎないこと、たんぱく質を過不足なく摂ることです。**健康出汁を活用して塩分を控え、代謝を整える**ことも役立ちます。

腎疾患に効果的な食材

はとむぎ

たんぱく質、カルシウム、鉄、ビタミンB群などを豊富に含む栄養価の高い穀物。漢方では薏苡仁《よくいにん》と呼ばれ、むくみとりに使われます。

かぼちゃ

カリウムが豊富で利尿作用を発揮し、腎臓の働きを助けます。ただし、腎臓病でカリウムを制限されている場合は控えましょう。

とうもろこし

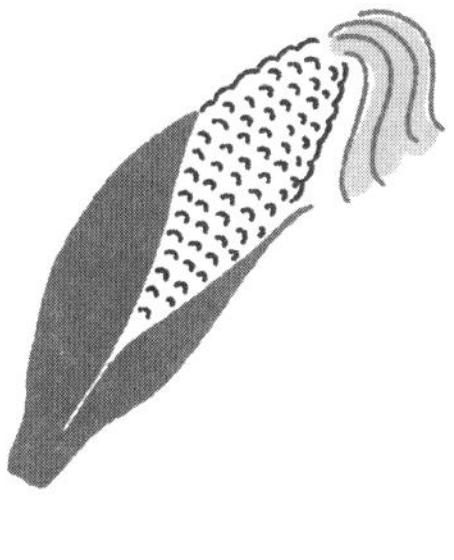

すぐれた利尿作用とともに、腎臓の保護作用があります。とうもろこしのヒゲで作ったお茶は、さらに高い利尿作用があるとされています。

不快症状

めまい・耳鳴り

体の水分の調節作用を持つ食材が効果的

めまい・耳鳴りは、どちらも耳の奥の内耳《ないじ》の不調から起こることが多い症状です。ただし、脳や耳の重大な病気が原因で起こっている場合もあるので、くり返し症状が出るときは、専門医を受診して原因を確かめましょう。

一般的に**多いのは、ストレスや自律神経の乱れから起きているケース**です。漢方では、こうしためまい・耳鳴りの原因を「水の停滞」ととらえます。体内の水がスムーズに排泄されず、頭部を中心に停滞することで、気（生命エネルギー）も巡らなくなり、めまい・耳鳴りが起こると考えるのです。

実際、めまい・耳鳴りには、**利水《りすい》作用（体内の水分の調節作用）を持つ漢方薬が効果を発揮**します。食品も利水作用のあるものがおすすめです。めまい・耳鳴りを訴える人は冷えやすい傾向があるので、同時に**体を冷やさない食品や摂り方を選びましょう。**代表的なのが左ページの食品です。健康出汁と組み合わせて上手に摂りましょう。

めまい・耳鳴りに効果的な食材

シジミ

神経の働きを健全に保つビタミンB群、とくにB_2、B_6、B_{12}を多く含み、自律神経のバランスを整える効果が期待できます。不足しがちな鉄やカルシウムも豊富。

大葉

利尿と発汗作用にすぐれ、体の余分な水を追い出す働きがあります。健康出汁のチョイ足し食材（79ページ参照）などで常食すると、とくに耳鳴りの改善に有効。

舞茸

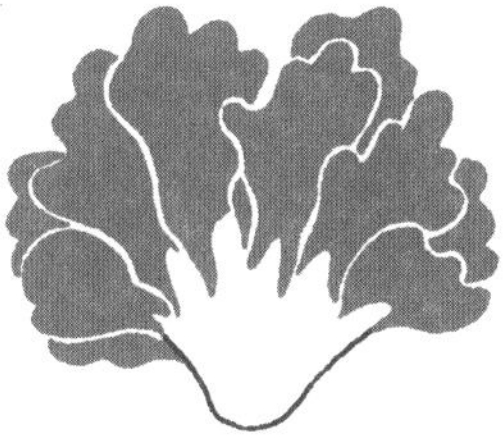

利水作用が強く、その成分は漢方薬にも用いられています。ビタミン類も豊富。

【健康出汁アレンジレシピ】
健康出汁とたっぷりの舞茸のみそ汁は、めまい・耳鳴りの人におすすめ。

column

平衡感覚の維持に役立つ「座るだけ7秒トレーニング」

平衡感覚を維持するには、筋肉や骨を健康に保つことも重要です。そのために、簡単にできて役立つのが、「座るだけ7秒トレーニング」です。やり方は簡単で、椅子に座るとき、7秒間かけてゆっくり座るだけです。日常生活に組み込んで行なうほか、時間があるときは、「7秒かけて座り、1秒で立つ」と10回くり返すのも効果的です。

ほかにもこんな食材が効果的!

緑茶コーヒー
同量の緑茶とコーヒーを混ぜたもの。水分代謝を促す。

キウイ
体の余分な水を追い出すカリウムが果物のなかでも豊富。

不快症状

肩こり

筋肉のこりをとるビタミンB群の摂取を

頑固な肩こりは、冷えによる血行不良やストレスによるうっ血など、さまざまな原因から起こります。どの場合にも共通して必要なのは、**筋肉のこりや疲れを緩和するビタミンB群を心がけて摂る**ことです。

ビタミンB群には、神経の働きを正常に保つ働きがあります。肩にある末梢神経がダメージを受け、その痛みをこりとして感じていることが多いのですが、その解消にはビタミンB群が高い効果を示します。

疲労物質の排出を促し、血行をよくするクエン酸も、肩こりの改善・解消に効果的です。具体的には、左ページにあげたような食材がおすすめです。

また、**肩こりの隠れた原因として多いのが「糖質依存」**です。糖質依存に陥ると、肥満を招くとともに、代謝の低下や血行不良から頑固な肩こりを起こしやすくなります。その改善には、健康出汁が役立ちます（左ページコラム参照）。

肩こりに効果的な食材

豚肉

筋肉の痛みを緩和し、疲労回復を促すビタミンB_1を多く含みます。豚肉には体を冷やす作用もあるため、しょうが焼きや鍋物で保温効果を補うのがおすすめ。

梅干し

筋肉に溜まる疲労物質はこりのもとになります。梅干しには、その排出を促すクエン酸が豊富。健康出汁と組み合わせて摂りましょう（65・77ページ参照）。

アサリ

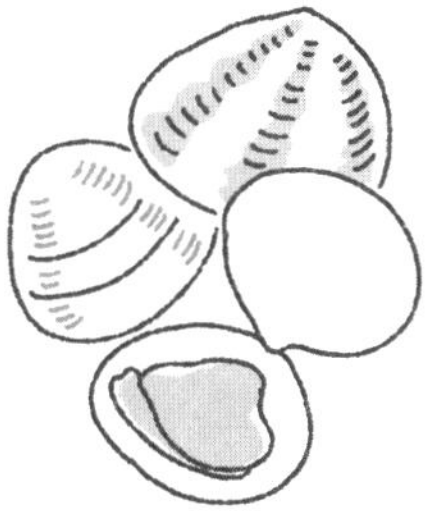

ビタミンB群、とくにB_{12}を多く含み、神経の働きを整えます。鉄や亜鉛などのミネラルも豊富。健康出汁と一緒にみそ汁や酒蒸し、炒め物などで摂りましょう。

column

こりを招く「糖質依存」と健康出汁の深い関係

甘い物を食べると一時的に交感神経（緊張状態を作る自律神経）が緩み、手近なストレス解消法になります。これに頼り過ぎるのが糖質依存で、代謝や血行が悪くなってこりを招きます。健康出汁は交感神経を緩める成分を含むので、毎日続けて摂ることで、糖質に頼らずにストレスが解消でき、こりの改善に効果的。

ほかにもこんな食材が効果的！

アーモンド

ビタミンB群のほか、血行を促すビタミンEも豊富。

シナモン

生薬でもあるシナモンの血行改善効果は、肩こりに効果的（78ページ参照）。

便秘

水溶性と不溶性の食物繊維をバランスよく摂る

便秘が女性に多いのは、男性より腹筋が乏《とぼ》しく、大腸の動きが弱いことや、女性ホルモンの一種である黄体ホルモンの影響などによるといわれています。

しかし、運動不足やストレスなど、男女に共通する便秘の要因もあります。ストレス社会である現代は、その影響による便秘に悩む男性も少なくありません。

どの原因による便秘でも、食物繊維の摂取が基本的な対策になります。**食物繊維は腸で吸収されずに水を溜め込み、スムーズな排便を促します。**さらに、**水溶性（水に溶ける）食物繊維は善玉の腸内細菌を増やす**ことによっても便通をよくします。**不溶性（水に溶けない）食物繊維は、便のかさ（量）を増して腸の動きを促します。**

両者をバランスよく摂るのが、便秘解消のカギです。健康出汁にも食物繊維が豊富なので、左ページの食品と組み合わせて摂りましょう。また、健康出汁は、イライラ防止に役立つトリプトファンも多く含むので、ストレスによる便秘にも効果的です。

便秘に効果的な食材

大豆

大豆には不溶性食物繊維が多く含まれます。食物繊維の摂取が目的の場合は、豆腐や豆乳ではなく大豆そのものを摂りましょう。市販の蒸し大豆が便利です。

アスパラガス

アスパラガスには、腸内環境を整えるオリゴ糖が豊富です。オリゴ糖は、腸内で善玉菌のエサとなり、腸の状態をよくして便秘解消に役立ちます。

トマト

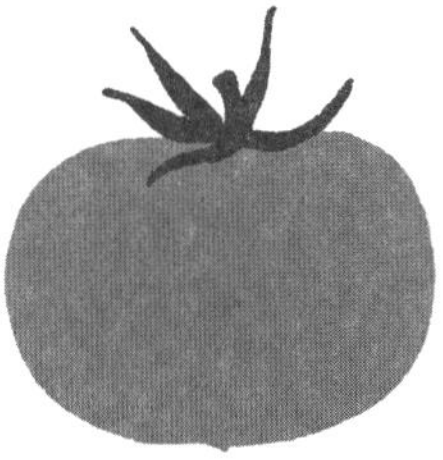

トマトは、ペクチンという水溶性食物繊維を豊富に含みます。生でも加熱してもおいしいトマトは、手軽に食物繊維が摂れて便秘解消に役立ちます。

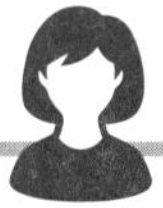

体験談

長年の便秘が解消！（40代女性）

長年、頑固な便秘に悩んできました。便秘薬を飲まないと便通がないので、薬が手放せませんでした。もともとお吸い物は好きでしたが、習慣的に出汁を摂り始めたところ、徐々に薄味好みに変わってきたのがわかりました。そして摂り始めて5日目の朝に自然な便通があり、以後は毎日、薬なしでもスッキリ出るようになりました。

ほかにもこんな食材が効果的！

わかめ

海藻にも水溶性食物繊維が豊富。とくにわかめは手軽に摂れておすすめ。

ぬか漬け

豊富に含まれる植物性乳酸菌が腸を整えて便通を促す。

不快症状

疲労感

健康出汁＋疲労に効果的な食材でダブル効果

疲労感はさまざまな原因から起こります。たとえば**肝臓の機能低下や甲状腺の病気、貧血、うつなどでも起こるので要注意。**疲労感が続くときや悪化するときは、1度は受診して、何らかの病気が隠れていないか確かめましょう。

病気が原因でなくても、**体調のよくないときや自律神経がアンバランスなとき、生活や食事が乱れているときなどは疲労感が起こりやすくなります。**

体への負担だけでなく、**精神的なストレスや落ち込みも疲労感を増す要因**になります。現代人の疲れには、そうしたメンタルの要素が多くみられます。

健康出汁には、かつおぶし由来のトリプトファンというアミノ酸が多く含まれ、これを摂取すると、体内で心を落ち着かせるセロトニンに変わります。ですから、健康出汁で作った温かいスープを飲むだけでも、疲労感の予防や改善に役立ちます。左ページにあげた食材を組み合わせると、さらに効果的です。

疲労感に効果的な食材

鶏むね肉

疲労回復効果の高いイミダペプチドが豊富。習慣的に摂れば疲れ知らずに。

【健康出汁アレンジレシピ】

そぎ切りして片栗粉をまぶした鶏むね肉を健康出汁で煮ればやさしい味の煮物に。

シジミ

シジミはエネルギー産生に必要なビタミンB群のほか、疲労回復にすぐれた効果をもたらすオルニチンというアミノ酸を豊富に含んでいます。

サケ

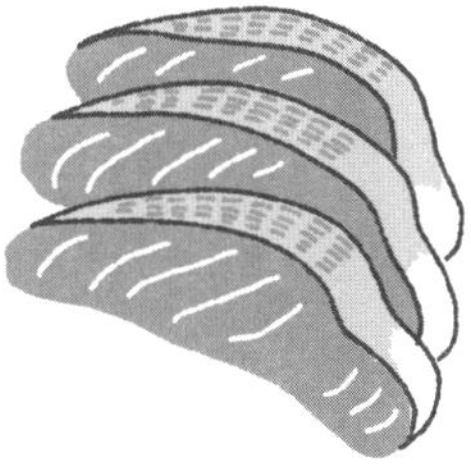

サケの赤みのもとは、アスタキサンチンという色素成分で、体の酸化を防ぐほか、疲労回復に効果的。刺身、焼き物、ムニエルなどでたっぷり摂りましょう。

column

食品だけでは癒えない疲れに「人参養栄湯《にんじんようえいとう》」

慢性疲労に抜群の効果をもたらす漢方薬が「人参養栄湯」です。ストレスで甘い物をドカ食いすると、血糖値の乱高下から、かえって疲労が増す悪循環に陥りがちです。人参養栄湯は、そうした悪循環の改善にも役立ちます。薬局などで入手できるので、食生活の改善だけで解消しない疲労感がある場合は試してみては？

ほかにもこんな食材が効果的！

しょうが

体を内側から温めて疲れを癒す。食欲増進効果も。

キムチ

リラックス作用をもたらすGABA（ギャバ）、入眠を助けるカプサイシンが豊富。

不快症状

下痢

自律神経と腸内環境を整える

とくに原因となる病気がないのに、慢性的に下痢をする原因は、多くの場合、自律神経の乱れです。「腸脳相関」という言葉もあるほど、脳と腸は密接に関係しており、ストレスを受けると下痢を起こしやすくなります。

自律神経を安定させる物質の材料になるトリプトファン、腸内環境を整える乳酸菌、腸の善玉菌のエサとなる食物繊維やオリゴ糖などを摂ることで改善が期待できます。健康出汁にもトリプトファンや食物繊維が含まれるので、下記のような食品と組み合わせて摂りましょう。

下痢に効果的な食材

マグロ

トリプトファンを多く含む代表的な食品が、マグロやカツオといった赤身の魚です。赤身の肉、サケ、大豆製品、バナナなどにもトリプトファンが豊富です。

みそ

乳酸菌にはヨーグルトやチーズに含まれる動物性乳酸菌もありますが、下痢の改善のためによりおすすめなのが、みそやぬか漬けなどに含まれる植物性乳酸菌です。

たまねぎ

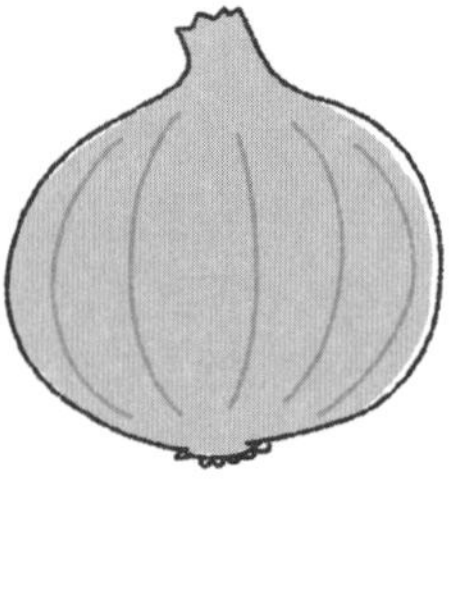

腸内の善玉菌のエサになる水溶性の食物繊維やオリゴ糖が豊富です。

【健康出汁アレンジレシピ】

オニオンスライスに健康出汁を振りかけると、味も健康効果もアップ！

不快症状

頭痛

体内の水・血液の循環を促す

「頭痛持ち」などと表現される習慣性の頭痛に悩む人は、比較的若い世代の女性に多く見られます。大部分は偏頭痛《へんずつう》や緊張性頭痛ですが、**漢方的には、根本に冷えがあり、体内の水や血液の流れが滞《とどこお》っているのが大きな原因と考えます。**

体の水はけをよくするカリウムの豊富な食材が効果的ですが、体を冷やす物が多いので、**冷やさない工夫**をして摂りましょう。このほか、脳血管の緊張を抑えるマグネシウム、血行をよくするＥＰＡ・ＤＨＡなどを積極的に摂ることで改善が期待できます。

頭痛に効果的な食材

ほうれんそう

脳血管の緊張を抑え、炎症物質の放出を防ぐといわれるマグネシウムが豊富です。

イワシ

血行をよくするEPA·DHAが豊富。

【健康出汁アレンジレシピ】

イワシ缶の中身を容器に出し、チューブのしょうがと健康出汁をかけてレンジで加熱するだけで健康効果の高い一品に。

きゅうり

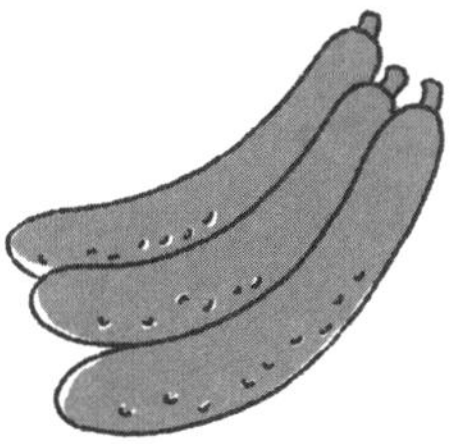

体の水はけをよくし、慢性頭痛の改善効果をもたらします。ただし、体を冷やす作用があるので、温かい健康出汁スープやしょうがとともに食べるのがおすすめ。

動悸

気血のバランスをよくする

とくに心臓などの病気がなく、これといった原因もないのに、胸がドキドキして気になることがあります。このような**動悸《どうき》が慢性的に続くのは、漢方的に見ると「気血《きけつ》（生命エネルギーと血液）」のバランスが悪い状態**です。

そういうときは些細《ささい》なことで落ち込んだり、興奮したりしやすくなり、動悸が頻発《ひんぱつ》します。

気血のバランスを整えるには、**リラックス効果のあるGABA《ギャバ》や、血行をよくするEPA・DHAなどが役立ちます。**気持ちを落ち着ける効果がある健康出汁とともに摂りましょう。

動悸に効果的な食材

サバ

イワシやサンマなどと並んで、血行をよくするEPA・DHAが豊富です。これらの魚油には、自律神経の緊張を緩和させる効果もあるといわれています。

カキ

漢方ではカキの殻を、動悸や不安に効く生薬として使います。食材になる肉の部分も、海のミルクといわれるほど栄養豊富で、気血のバランスをとるのに効果的。

納豆

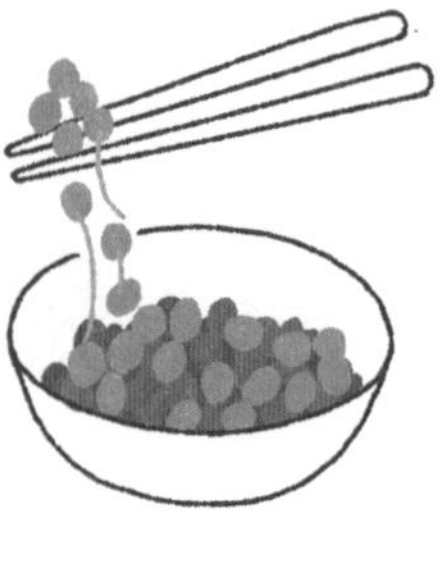

すぐれたリラックス効果を持つGABA（γ－アミノ酪酸）が豊富。

【健康出汁アレンジレシピ】

納豆に健康出汁と卵、青ねぎ、シラスなどを混ぜると栄養バランスもアップ！

不快症状

花粉症

腸の働きを促して免疫を調整

花粉症などのアレルギー性鼻炎は、日本人の約2人に1人が持つといわれます。杉の植林や大気汚染などの環境問題とは別に、**免疫機能が過敏に働く人が増えた**ことが要因とされます。

近年、**腸内環境をよくすることで、免疫機能が高まったり、バランスよく働いたりする**ことがわかってきました。

腸内環境を整える作用のある乳酸菌や食物繊維を積極的に摂ることが、花粉症の改善に役立ちます。下記のような食品を健康出汁とともに摂るようにするとより効果的です。

花粉症に効果的な食材

麦

大麦やオートミールの材料になるオーツ麦には、水溶性食物繊維のなかでも、免疫の賦活や調整に役立つβ-グルカンが豊富で、花粉症の改善に有効とされます。

漬け物

漬け物に含まれる植物性乳酸菌は、ヨーグルトなどの動物性乳酸菌より、高い腸内環境の改善効果を持ちます。漬け物は食物繊維も豊富で二重に効果的。

海藻類

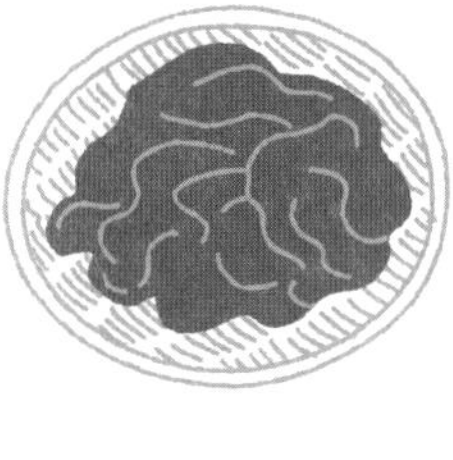

わかめやひじき、昆布などに豊富な水溶性食物繊維は、腸内の善玉菌のエサになり、腸内環境を整えます。それを通じて花粉症の軽減に役立ちます。

不眠

2種類のアミノ酸で心地よい眠りを促す

ストレス社会といわれる現代、眠れない悩みを訴える人が増加しています。日本人の5人に1人が、「寝つきが悪い」「夜中や早朝に目覚める」といった何らかの不眠症状に悩んでいるという報告もあるほどです。

不眠の改善には、規則正しい生活や日中の適度な運動などを心がけるとともに、アミノ酸の一種であるトリプトファンを積極的に摂ると効果的です。トリプトファンは、体内で自律神経の安定をもたらすセロトニンに変わりますが、夜になると、さらにセロトニンがメラトニンという睡眠を促すホルモンに変化するからです。

近年、同じく**アミノ酸の一種であるグリシンにも、睡眠に入りやすくするとともに、睡眠の質を高める効果がある**ことがわかってきました。

トリプトファンとグリシンは、左ページにあげる食品に多く含まれています。トリプトファンが豊富な健康出汁と組み合わせて摂ると、不眠解消効果がより高まります。

不眠に効果的な食材

大豆・大豆製品

トリプトファンが豊富な食品。豆腐や豆乳を活用すると手軽です。

【健康出汁アレンジレシピ】

冷や奴にしょうが、青ねぎなどとともに健康出汁をかければより効果的。

牛すじ・鶏軟骨

睡眠を促すもう1つのアミノ酸、グリシンは、コラーゲンの3分の1を占める構成成分。牛すじや鶏軟骨など、コラーゲンの豊富な食品に多く含まれています。

赤身の魚

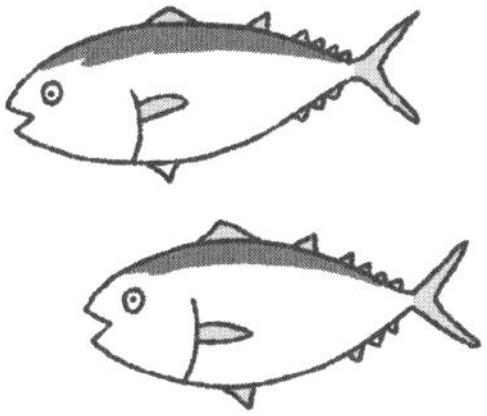

マグロやカツオなど赤身の魚には、トリプトファンが多く含まれます。刺身などもおすすめですが、ツナ缶をサラダや料理のトッピングに使えば簡単に摂れます。

column

「寝酒」は不眠に逆効果。睡眠の質を下げる

アルコールは眠気を誘うので、「寝酒」を不眠の対策にしている人もいるかもしれません。しかし、寝酒は、寝つきをよくするのには役立っても、睡眠の質を低下させます。眠りが浅くなって中途覚醒が増え、熟睡感が得られないので、寝酒はおすすめできません。お酒に頼らず、健康出汁やここにあげた食品で不眠を解消しましょう。

ほかにもこんな食材が効果的！

レバー

肉類のなかでは、とくにレバーにトリプトファンが多い。

チーズ

乳製品もトリプトファンを含み、とくにチーズに豊富。

うつ病

神経伝達物質の材料を補給して予防・改善

現在、日本では年間100万人以上がうつ病などの気分障害で治療を受けているといわれます。**うつ病は性格の問題や心の強さなどには関係なく、すべての人が発症する可能性があります。**

うつ病の起こるメカニズムは明確にはわかっていませんが、**セロトニンなどの神経伝達物質が不足して起こる**といわれています。実際、薬によってセロトニンなどを増やすと改善するので、この説が有力とされています。

したがって、必要に応じて適切な薬を用い、心身の休養をとることがうつ病治療の基本です。同時に、**食事にも気をつけると、予防や回復促進に役立ちます。**

うつ病の予防・改善には、第一にセロトニンの材料になるトリプトファンを摂ることが大切です。ほかにも、左ページのような食品・成分が効果を発揮します。これらの食品を、できるだけ健康出汁と組み合わせて摂るとよいでしょう。

うつ病に効果的な食材

卵

卵はトリプトファンを多く含むほか、やる気を回復させる成分も含むことがわかってきました。健康出汁を使った出汁巻き卵（71ページ参照）などがおすすめ。

青魚

イワシ・サバ・サンマ・アジなどの青魚に豊富なＥＰＡ・ＤＨＡが、うつ病の改善に有効という研究結果が出ています。刺身、焼き魚、缶詰などで摂りましょう。

大葉

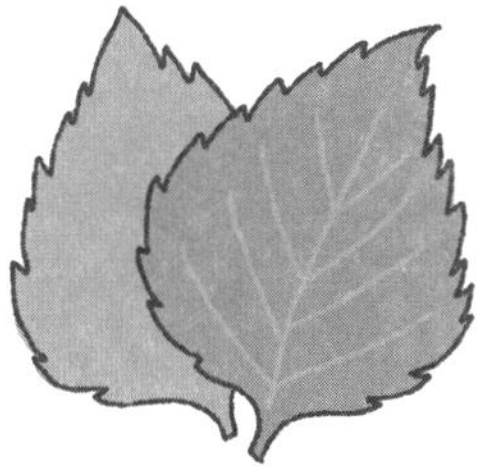

大葉の香り成分、ペリルアルデヒドには、抗うつ作用があるとされています。健康出汁のチョイ足し食材（79ページ参照）や、料理のトッピングなどに。

column

よく噛んでセロトニンの分泌を促そう

うつの改善にセロトニンが重要なことは、右ページで述べました。その分泌を高めるには、「よく噛んで食べる」ことも役立ちます。セロトニンは、歩行や呼吸などの「リズム運動」で分泌が高まることがわかっており、咀嚼《そしゃく》運動もその１つだからです。噛むことで、消化や満腹感を促す効果も得られるので、よく噛む習慣をつけましょう。

ほかにもこんな食材が効果的！

セロリ

セロリ特有の香り成分にはリラックス効果がある。

ナツメ

大棗《たいそう》という生薬でもあり、精神安定作用がある。

自律神経失調症

日々の食事で改善を促せる

自律神経のバランスが乱れ、イライラ、不眠、不安感、冷え、のぼせ、だるさ、めまいなど、種々の症状が起きるのが自律神経失調症です。一般には**女性に多いのですが、男性にも起こります。**男性の場合は、うつ病や頭痛、耳鳴りなどが出やすく、一見して自律神経失調症とわかりにくいケースも多いので注意が必要です。

薬では治しにくいのですが、**日々の食事に気をつけることで改善を促せます。**それには、下記のような食品が効果的です。気持ちを落ち着ける効果を持つ健康出汁とともに摂りましょう。

自律神経失調症に効果的な食材

大豆・大豆製品

自律神経を安定させるセロトニンに変わるトリプトファンが豊富。女性ホルモン様作用を持つイソフラボンも多いので、とくに更年期の自律神経失調症に効果的。

トマト

すぐれたリラックス効果や抗ストレス作用を持つＧＡＢＡが豊富。健康出汁と組み合わせたスープやリゾット（67・73ページ参照）などで摂るとより効果的。

セロリ

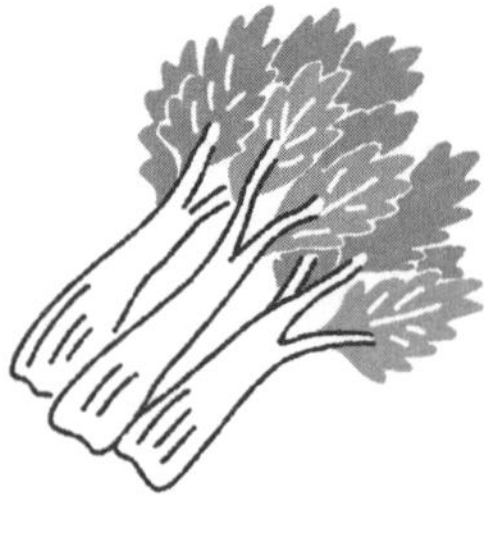

セロリが持つ独特の香りは精油成分によるもので、精神の鎮静作用や抗ストレス作用があります。漢方的に見ても、イライラを鎮める効果にすぐれています。

心と脳の症状

認知症

食生活がリスクを左右する

2025年には、認知症の人が最大730万人に上り、予備群も含めると1300万人に達するという厚生労働省の試算があります。WHO（世界保健機関）による**認知症予防のガイドラインは、「運動と食事改善で認知症リスクは下げられる」**ということが骨子《こっし》になっています。

糖尿病などの生活習慣病は認知症のリスクを高めるので、進行を防ぐ必要があり、**糖分や塩分を摂り過ぎないことが大切。**これには健康出汁が役立ちます（第1章参照）。あわせて、下記の食品を摂ると認知症の予防に効果的です。

認知症に効果的な食材

未精白の穀物

糖尿病や肥満は認知症のリスクを高めます。その対策として役立つのが未精白の穀物を食べること。玄米や分《ぶ》づき米、全粒粉のパンなどをとり入れましょう。

緑黄色野菜

にんじん、トマト、ほうれんそうなどの緑黄色野菜に豊富なカロテノイドは、老化や動脈硬化の抑制効果とともに、認知症予防効果が期待されています。

青魚

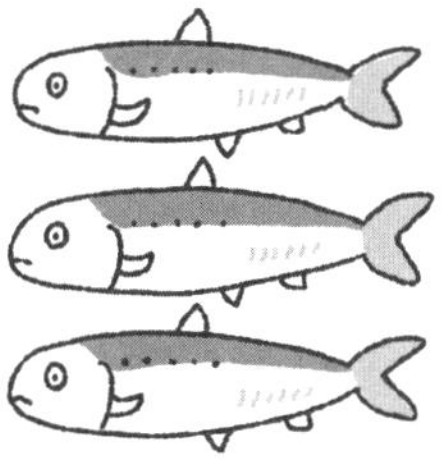

イワシ・サバ・サンマ・アジなどの青魚に多いEPA・DHAは、認知症の予防効果が期待され、研究が進んでいます。缶詰も活用すると手軽に摂れます。

女性に多い症状

冷え性

食事で血行をよくして体を内側から温める

冷えは、一般に体の血流が悪くなることから起こります。足（とくに足先）や腰の冷えを訴える人が多いのですが、根本にあるのは全身の血行不良です。ほとんどの場合、もともとの体質に、ストレスによる自律神経やホルモンのアンバランス、運動不足、無理なダイエットなどが加わって起こっています。

適度な運動や、寝る前に入浴してじっくり温まることは、血行を促して冷えの改善に役立ちます。自律神経の働きを整えるには、生活を規則正しくすることも大切です。また、夏でも冷たい飲み物や食べ物を摂り過ぎると、冷えを助長する要因になります。

とり除ける要因は除いたうえで、食事でも体を温める工夫をしましょう。

左ページにあげるような食品は、血流をよくして体を内側から温め、冷えを改善する作用を持っています。これらの食品を、健康出汁を使ったスープや鍋物など、温かいメニューで摂るとより効果的です。

冷え性に効果的な食材

にんじん

にんじんには体力や免疫力を高める効果があり、内臓や血管の働きを活発にして血流を促します。抗酸化作用で動脈硬化を抑制するβ-カロテンも豊富です。

たまねぎ

たまねぎには血の巡りをよくする作用があるので冷え性に効果的です。

【健康出汁アレンジレシピ】

健康出汁のスープににんじん、たまねぎ、しょうがを入れれば最強の冷え対策に。

しょうが

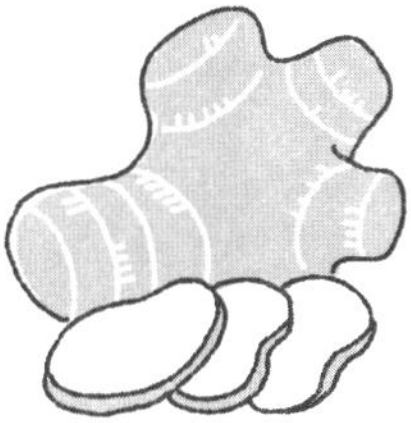

体を温める代表的な食品。チューブのしょうがで十分効果があります。健康出汁のチョイ足し食材（77ページ参照）にするほか、いろいろな料理に使いましょう。

column

スパイスを活用して冷えを撃退

ここにあげたシナモン、唐辛子、しょうがなどもそうですが、大部分のスパイスは、血行促進や保温作用などを通じて、冷えの改善・解消に役立ちます。こしょうや山椒、にんにくのほか、パプリカ、カルダモン、クミン、コリアンダーなども、好みに合わせてとり入れてみましょう。楽しみながら、冷えの撃退に役立てられますよ。

ほかにもこんな食材が効果的！

唐辛子

辛味成分のカプサイシンが体を温めて冷えを改善。

シナモン

すぐれた血行促進作用があり、冷えの改善に効果的。

貧血

鉄とともにたんぱく質やビタミンCの摂取を

血液中の赤血球に入っているヘモグロビン（血色素）は、体にとってたいへん重要な酸素の運搬役をしています。その血中濃度が低くなるのが貧血で、めまい、立ちくらみ、動悸、息切れ、疲労感などが起こります。ヘモグロビン濃度が、成人女性は12g／dl、男性は13g／dl、80歳以上は男女とも11g／dl未満になると貧血と診断されます。

出血による貧血を除くと、貧血は赤血球やヘモグロビンの生成・代謝がうまくいかなくなって起こります。その**大部分は、食生活の問題から、ヘモグロビンの材料として必要な鉄が不足して起こる鉄欠乏性貧血**です。

この場合、**食事で十分な鉄を摂ることが基本的な対策**になります。できるだけ**たんぱく質やビタミンCも一緒に摂ると、鉄の吸収が高まります。**赤血球やヘモグロビンが正常に作られるには、**ビタミンB群も必要**になります。具体的には、左ページにあげるような食品を、健康出汁と組み合わせて摂ると効果的です。

貧血に効果的な食材

トマト

鉄の吸収に必要なビタミンCが豊富。食事にとり入れると鉄分の吸収率アップが期待できます。また、トマトの酸味にも鉄の吸収をよくする作用があります。

アサリ

鉄が豊富なうえ、鉄の吸収を高めるたんぱく質、鉄の利用に欠かせないビタミンB群も多く含みます。みそ汁や酒蒸し、パスタ料理などでたっぷり摂りましょう。

レバー

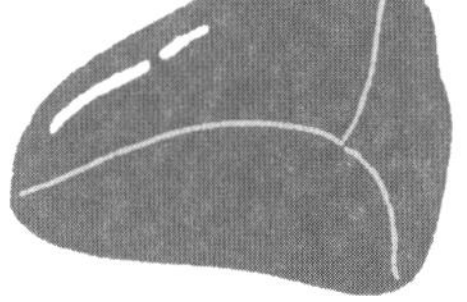

鉄とビタミン類の宝庫といえるほど栄養豊富で、貧血対策には欠かせない食材。鉄のなかでも、体内への吸収率が高いヘム鉄（コラム参照）を豊富に含んでいます。

column

ヘム鉄と非ヘム鉄

食品中の鉄には、ヘム鉄と非ヘム鉄があります。おもに、ヘム鉄は動物性食品、非ヘム鉄は植物性食品に含まれます。ヘム鉄のほうが吸収されやすいのですが、非ヘム鉄も、ヘム鉄や酸味成分と一緒に摂れば吸収率が高まります。食事全体のバランスを整えるためにも、いろいろな食品から鉄を摂るように心がけましょう。

ほかにもこんな食材が効果的！

シジミ

アサリと同じく鉄、ビタミンB群、たんぱく質が豊富。

ひじき

海藻も鉄を多く含み、なかでも豊富なのがひじき。

女性に多い症状

骨粗しょう症

骨の強化にはカルシウム+ビタミンDを摂る

カルシウムを中心とした骨のミネラル量（骨量）が減少し、骨がもろくなるのが骨粗しょう症です。閉経期以降の女性に多く見られ、高齢になるほど増加・重症化しやすくなります。症状として、背中が丸くなる（円背《えんぱい》）、それによる腰痛、骨の変形による各部の痛みなどが起こります。進行すると、ちょっとした転倒などでも骨折しやすくなり、高齢者では寝たきりの大きな要因になるので、予防や進行の抑制に努めましょう。

骨粗しょう症を予防・改善する基本は、カルシウムの多い食品を摂ることです。同時に**ビタミンDを摂取すると、カルシウムの吸収・沈着が促されます**。また、**カルシウムは、たんぱく質と一緒に摂ると吸収が高まります。**

健康出汁にはカルシウム・ビタミンD・たんぱく質がすべて含まれ、骨粗しょう症の予防・改善に役立ちます。左ページの食品と一緒に摂るとより効果的です。

なお、カルシウムの骨への沈着を高めるには、適度な運動も大切です。

骨粗しょう症に効果的な食材

イワシ

カルシウム、ビタミンD、たんぱく質を含んでおり、骨粗しょう症対策に効果的。イワシ缶は、手軽に使えて骨まで食べられ、カルシウム摂取に役立ちます。

鶏肉

カルシウムの吸収を高める良質なたんぱく質が豊富です。また、骨の形成にはビタミンDのほかビタミンKも必要ですが、鶏肉にはビタミンKが多く含まれています。

乳製品

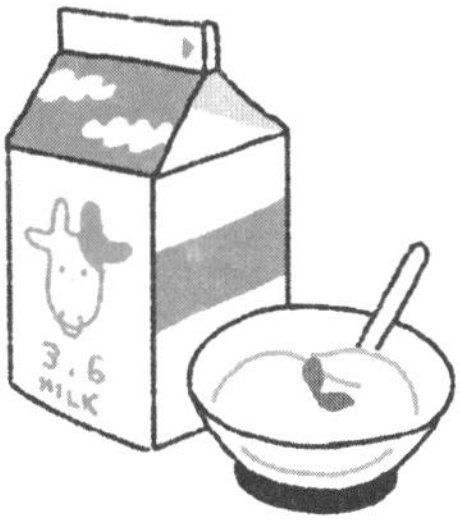

牛乳・乳製品は、カルシウムが多いうえ、そのカルシウムがたんぱく質と結合していて、吸収率が高まるという利点があります。かつ、ビタミンDも豊富。

column

強い骨を作るには、加工食品にも注意

私たちの体に、カルシウムの次に多く含まれるミネラルがリンです。リンは骨の成分でもある重要なミネラルですが、過剰に摂るとカルシウムの吸収を阻害します。リンは食品添加物として加工食品に多く含まれます。そのため、加工食品の摂り過ぎは骨粗しょう症のリスク増大を招くので注意が必要です。

ほかにもこんな食材が効果的!

ワカサギ

骨ごと食べられるのでカルシウムがたっぷり摂れる。

シジミ

カルシウムとともにビタミンDを豊富に含む。

女性に多い症状

更年期障害

食事で更年期の不調を改善

多くの女性は50歳前後で、女性ホルモンの分泌が急激に減る更年期を迎えます。その時期、**ホルモン系の乱れが自律神経に影響して起こる**のが更年期障害です。

のぼせ、ほてり、多汗、冷え、疲労感、不安感、うつ症状、不眠、イライラ、動悸など、多種多様な症状が現れます。

重い場合は医学的な治療も検討する必要がありますが、自分でできる対策として、健康出汁とともに下記のような食品を摂ることが役立ちます。

更年期障害に効果的な食材

豆乳

大豆・大豆製品は女性ホルモン様作用を持つイソフラボンを含み、更年期障害の改善に効果的。なかでも手軽に摂れる豆乳は、飲むだけでなくスープにしても〇。

サフラン

サフランは古くから婦人病の特効薬とされ、鎮静作用もあるので、更年期のイライラや不眠などに効果が期待できます。パエリアのほか、リゾットやスープにも。

黒豆

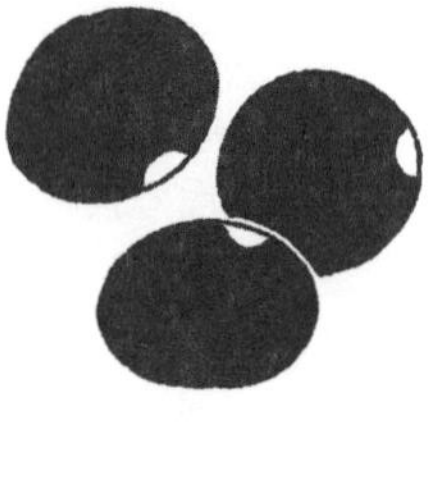

黒豆は大豆の一種で、更年期障害に効果的なイソフラボンが豊富。さらに、黒い皮に含まれるアントシアニンも、更年期の不調の改善に有効といわれています。

女性に多い症状

甲状腺疾患

治療＋食事で改善を促す

甲状腺は、のどぼとけの下付近にあり、代謝を司《つかさど》るホルモンを分泌している器官です。甲状腺の病気として**多いのは、甲状腺ホルモンが過剰に分泌されるバセドウ病と、逆に分泌が減る橋本病**で、どちらも自己免疫疾患（免疫の仕組みで自分の組織が攻撃される病気）です。

いずれも疲れやすくなるほか、バセドウ病ではイライラや不眠、橋本病では無気力や眠気などが起こります。薬物療法などで治療しますが、同時に下記のような食品を摂ることが改善を促すのに役立ちます。

甲状腺疾患に効果的な食材

海藻類

海藻類には、甲状腺ホルモンの主原料となるヨウ素が豊富。ヨウ素は甲状腺の健康に必要ですが、摂り過ぎは悪影響を及ぼす場合もあるので適度に摂りましょう。

サケ

サケにはビタミンDが豊富です。甲状腺の病気のうち、とくに橋本病では、体内のビタミンDが減っているという報告があり、サケなどで補うといいでしょう。

レンズ豆

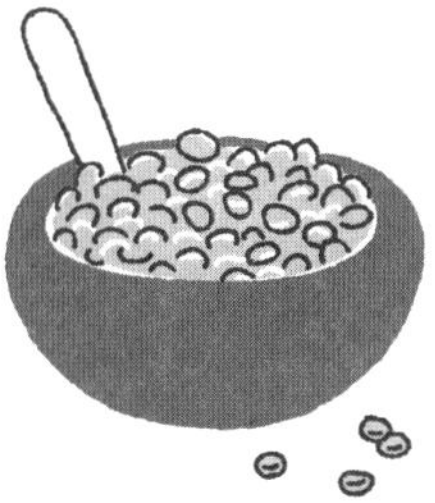

抗酸化作用にすぐれたセレンというミネラルを豊富に含みます。バセドウ病と橋本病のどちらにも、セレンの十分な補給が改善に役立つという報告があります。

生理不順

生活を整えて食事に気を配る

月経が月に2回来る、周期が39日以上になる、2日以内で終わる、8日以上続くなどの場合に生理不順（月経不順）とされます。

原因となる**婦人科系やホルモン系の病気がある場合を除くと、多くは疲労やストレスによるホルモンバランスの乱れから起こります。**

閉経前に起こりやすくなりますが、若い女性にも見られます。**急な環境の変化や無理なダイエットが引き金になる**こともあります。

改善するには、生活や環境を整えるとともに、下記のような食品を摂ると効果的です。

生理不順に効果的な食材

黒豆

黒豆は女性ホルモンのような働きを持つイソフラボンが多いうえ、漢方的にもすぐれた活血《かっけつ》（血流促進）作用があるとされ、生理不順に効果的です。

サフラン

婦人病の特効薬として知られるサフランは、生理不順や無月経などによく効くといわれています。香辛料としていろいろな料理に使ってみましょう。

昆布

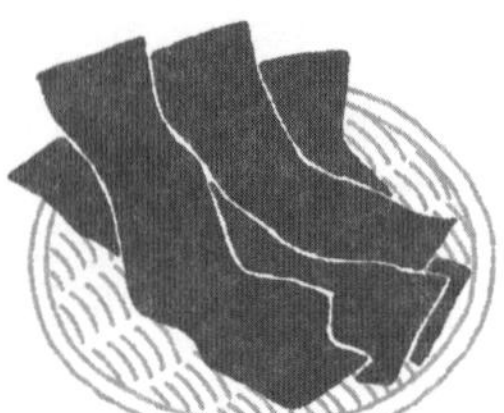

昆布には亜鉛やヨウ素などのミネラルが豊富です。これらのホルモンが不足すると生理不順が助長されるので、昆布などで適切に摂ることが大切です。

女性に多い症状

のどのつかえ感

改善するには気の巡りを促す

女性が強いストレスにさらされると、のどに何か詰まった感じや、締めつけられる感覚が起こることがあります。声が出にくくなったり、話しにくさを感じたりするケースも見られます。

検査で**胃酸の逆流や腫瘍などが見つからなければ、原因は自律神経の乱れによる知覚過敏と考えられます。**漢方では、これを梅の種が詰まった状態になぞらえて「梅核気《ばいかくき》」と呼びます。

こうしたのどのつかえ感は、**漢方でいう気（生命エネルギー）を巡らせることで改善できます。**それには下記の食品の摂取が役立ちます。

のどのつかえ感に効果的な食材

たまねぎ

豊富に含まれる硫化アリルには神経を鎮める作用があります。漢方的にも気の流れをよくする食品であり、二重の意味でのどのつかえ感の改善に役立ちます。

大葉

のどのつかえ感に使う漢方薬には蘇葉《そよう》という生薬が入っていますが、これは大葉を乾燥させたもの。大葉には気を通す作用があり、のどのつかえ感に効果的です。

梅干し

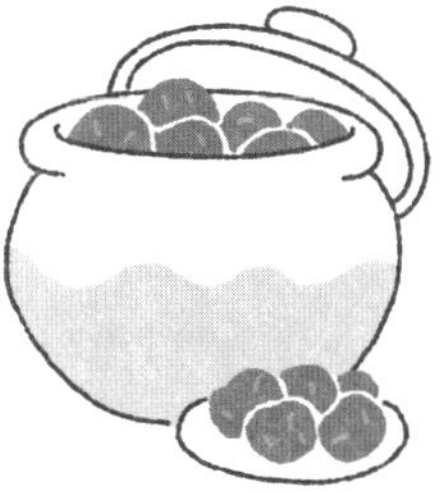

のどのつかえ感がある人の多くは、口が乾くドライマウスを併発しています。梅干しなどの酸味で唾液の分泌を促すと、両方の症状の改善が期待できます。

精力減退

精力の減退の度合いには食事が大きく影響

「精力」は、広い意味では、男女を問わない心身の活動力やスタミナを意味します。しかし、一般的には男性の性的な能力のことを指す場合が多く、それが衰《おとろ》えることを精力減退といいます。

ここでいう**「精」はもともと漢方用語で、性機能や生殖機能を司る生命エネルギーの根源を指しています。漢方では、精は腎（五臓の1つ）に蓄えられるとされ、それが乏《とぼ》しくなることを腎虚《じんきょ》と呼びます。その1つの現れが精力減退です。**

加齢とともに、多少なりとも精力が減退するのは自然なことですが、さまざまな条件によってその度合いは左右されます。なかでも**大きく影響するのが食生活**です。健康出汁を習慣的に摂って、生活習慣病を抑制し、良好な体調を保つことは、間接的ではありますが、精力の維持につながります。

同時に左ページのような食品を積極的に摂るとより効果的です。

精力減退に効果的な食材

やまいも

やまいもは山薬《さんやく》という生薬でもあり、疲労回復や精力増強に使われる漢方薬にも含まれています。また、ネバネバ物質のムチンが精力増強に役立つといわれます。

黒ごま

エネルギー産生を促すビタミンB$_1$が豊富でアンチエイジングに有効。健康出汁のチョイ足し食材のすりごま（77ページ参照）を黒ごまにすれば精力増強に効果的。

にんにく

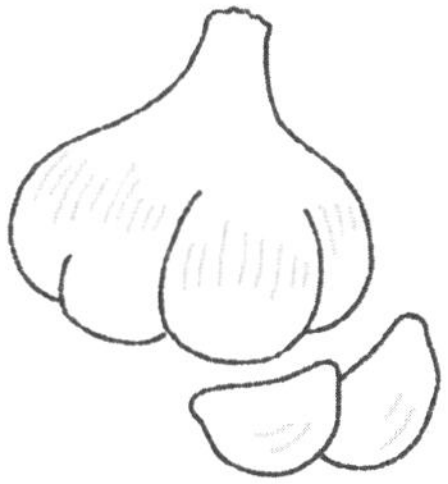

にんにくに豊富な硫化アリルは、エネルギー産生に必要なビタミンB$_1$の働きを持続させます。また、血液が固まるのを抑制し、血流を促して体調をよくします。

column

腎虚の改善には「黒い食べ物」が効果的

精力減退は、漢方でいう「腎虚」の現れだと右ページで述べました。そして、漢方で、腎虚に効果的とされるのが「黒い食物」です。上記の黒ごまはその代表ですが、ほかにも黒豆、黒米、そば、きくらげ、昆布、椎茸などがあります。このうちの椎茸と昆布が含まれる健康出汁は、腎虚の改善に役立つ食品としてもおすすめです。

ほかにもこんな食材が効果的!

たまねぎ

血行促進作用に加え、男性ホルモンの低下抑制作用があるとされる。

かぼちゃ

β-カロテンやビタミン類が豊富で滋養強壮に有効。

勃起不全

予防・改善のポイントは血流をよくすること

勃起不全（ＥＤ）は、男性の性機能障害の一種で、**機能性（心因性）と器質性に大別できます。**後者は、勃起に関わる神経、組織、血管系などに解剖学的な問題があって起きるものです。ほかに、一部の薬剤の副作用として勃起不全が起こる場合もあります。

器質性の勃起不全は、医学的な治療が必要です。また、薬の副作用が疑われる場合は、主治医に相談し、ほかの薬への変更を検討することがすすめられます。

機能性の勃起不全は、多くの場合、ストレスなどによる血液循環の乱れから起こるといわれています。そこで、**生活や環境を整えたり、食生活を見直したりすることで、回復を促せる可能性があります。**

その**重要なポイントは、血流をよくすること**です。血行不良によって骨盤内の血流が妨げられると、勃起が起こらなくなるといわれているので、血液をサラサラに保つことが大事です。それには健康出汁とともに、左ページの食品を摂ることが役立ちます。

勃起不全に効果的な食材

海藻類

ミネラルや食物繊維が豊富で、代謝を活発化させ、全身の体調をよくします。

【健康出汁アレンジレシピ】

健康出汁で作ったみそ汁にわかめ、ねぎ、きのこをたっぷり入れると精力回復食に。

ねぎ類

青ねぎやたまねぎには硫化アリルが含まれ、ビタミンB_1の維持作用と血液凝固の抑制作用が期待できます。それらを通じて勃起不全の改善に役立ちます。

緑茶

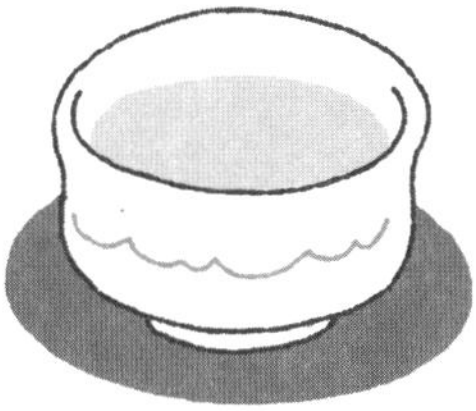

抗酸化成分のカテキンが豊富。血液の酸化を防ぎ、サラサラに保つので勃起不全の改善に有効。健康出汁のチョイ足し食材（79ページ参照）としても活用を。

column

筋トレ＋たんぱく質で血流促進

体の血液は、心臓のポンプ作用と動脈の弾力で全身各部に送られますが、帰り道の静脈は弾力が乏しいため、血流を促すには筋肉によるポンプ作用が重要です。筋トレをしたあと、消化のよいたんぱく質（牛乳、豆乳など）を摂ると、筋肉量が増えて血流がよくなり、勃起不全の回復につながります。

ほかにもこんな食材が効果的！

きのこ類

椎茸をはじめとするきのこには血液サラサラ効果が。

スパイス

多くのスパイスは抗酸化作用を持ち、ストレス解消にも役立つ。

前立腺疾患

前立腺肥大はセルフケアの効果も期待できる

前立腺は膀胱《ぼうこう》のすぐ下にある栗の実ほどの大きさの器官で、形も栗に似ています。その真ん中には尿道が通っています。前立腺の主要な役目は、精液成分の一部を作ることですが、膀胱の出口の開閉や排尿のコントロールにも関わっているといわれています。

前立腺のおもな病気には、前立腺肥大症、慢性・急性の前立腺炎、前立腺がんなどがあります。前立腺炎や前立腺がんは、医学的治療が必要です。

前立腺肥大症は、加齢とともに老化現象の一種として前立腺が肥大し、排尿トラブルなどを起こすもので、進行すると医学的治療が必要になりますが、**軽症であれば、セルフケアの効果が期待**できます。

それには、**患部の冷えや、長時間の座位などで患部の血行を悪くしたり、患部を圧迫したりすることを避ける**必要があります。こうした注意とともに、左ページにあげるような食品を、健康出汁とともに摂るとよいでしょう。

前立腺疾患に効果的な食材

納豆

抗酸化成分であるイソフラボンが豊富で、血行促進作用を発揮します。また、特有のネバネバ成分は、排尿トラブルや前立腺肥大症の改善に有効。

銀杏《ぎんなん》

筋肉の収縮を促すマグネシウムを豊富に含み、排尿のコントロールに役立つといわれています。それを通じて、前立腺肥大症の改善に役立ちます。

なす

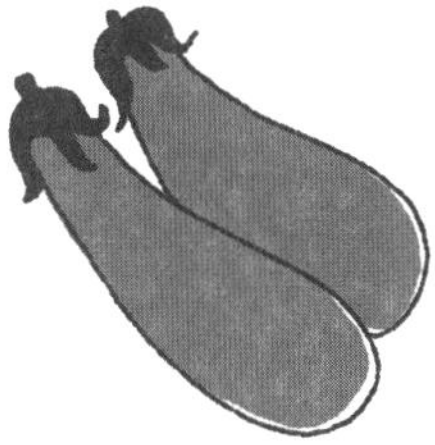

体内の水分の調節作用（利水作用）があり、臓器のむくみをとったり、血行を促したりするのに効果的。アントシアニンという抗酸化成分も含んでいます。

column

前立腺肥大症を進めない生活のコツ

前立腺肥大症の予防や進行抑制には、過度の飲酒を避けることや、尿意を感じたらすぐトイレに行く、ストレスを溜めないことなども大切です。また、風邪薬や精神安定剤、抗ヒスタミン剤などを飲むときは、薬の種類によっては前立腺肥大症の悪化を招くおそれがあるので、必ず主治医に相談しましょう。

ほかにも
こんな食材が
効果的!

やまいも

消化酵素が多く体力を高める。ネバネバ物質が前立腺肥大症の予防・改善に有効。

スイカ

血流促進に役立つシトルリンという成分が豊富。

著　者

工藤孝文（くどう・たかふみ）

統合医療医・漢方医。福岡大学医学部卒業後、アイルランドとオーストラリアへ留学。現在は福岡県みやま市の工藤内科で、地域医療に注力しながら、NHK「ガッテン!」「あさイチ」、日本テレビ「世界一受けたい授業」、テレビ東京「主治医が見つかる診療所」、フジテレビ「ホンマでっか!? TV」などのテレビや、雑誌などのメディアで正しい最新の医学情報を発信している。著書に、『1日1杯飲むだけダイエット やせる出汁』（アスコム）、『疲れない大百科』（ワニブックス）、『リバウンドしない血糖値の下げ方』（笠倉出版社）、『なんとなく不調なときの生薬と漢方』（日東書院本社）など多数。

日本内科学会・日本東洋医学会・日本肥満学会・日本糖尿病学会・日本高血圧学会・日本抗加齢医学会・日本女性医学学会・小児慢性疾病指定医。

工藤あき（くどう・あき）

消化器内科医・美腸・美肌評論家。一般内科医として地域医療に貢献する一方、腸内細菌・腸内フローラに精通。腸活×菌活を活かしたダイエット・美肌・エイジングケア治療にも力を注いでいる。また「植物由来で内面から美しく」をモットーに、日本でのインナーボタニカル研究の第一人者としても注目されている。NHK「ひるまえほっと」などに出演。著書には『体が整う水曜日の漢方』（大和書房）などがある。テレビ、書籍、雑誌などメディア出演多数。その美肌から「むき卵肌ドクター」の愛称で親しまれている。2児の母。

日本消化器病学会・日本消化器内視鏡学会・日本肥満学会・日本高血圧学会・日本抗加齢医学会・日本女性医学学会・日本内科学会認定医。

参　考　文　献

『1日1杯飲むだけダイエット　やせる出汁』工藤孝文著（アスコム）
『毎日1杯、体すっきり！不調も治る！　やせる出汁』工藤孝文著（宝島社）
『やせる！病気が治る！　スゴイだし汁』（マキノ出版）
『心と体のもやもやがスーッと消える食事術』工藤孝文著（文藝春秋）
『医者の新常識　病気にならない最高の食べ方』工藤孝文著（さくら舎）
『疲れない大百科』工藤孝文著（ワニブックス）

1日《にち》1杯《ぱい》で身体《からだ》が整《ととの》う　すごい健康出汁《けんこうだし》

万能出汁＋性別、症状別のひとさじカルテ

第一刷　2020年7月31日

著　者：工藤孝文、工藤あき

発行者：小宮英行
発行所：株式会社 徳間書店
　　　　〒141-8202　東京都品川区上大崎3-1-1　目黒セントラルスクエア
電　話：編集 03-5403-4350／販売 049-293-5521
振　替　00140-0-44392
印　刷　株式会社廣済堂
製　本　ナショナル製本協同組合

ISBN978-4-19-865126-8